U0279052

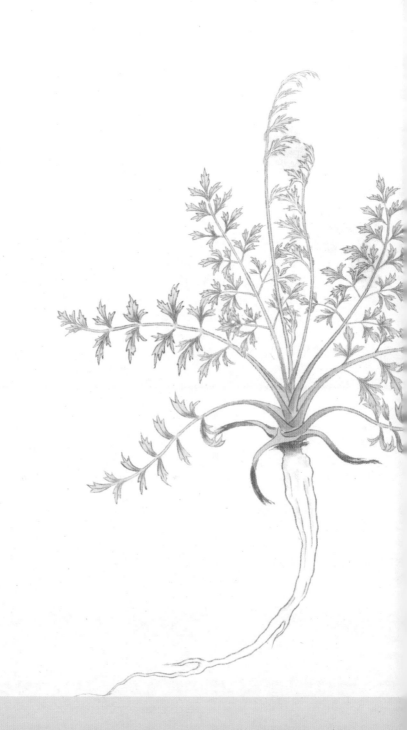

人间百草

田炳信 著

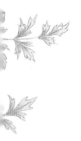

GUANGXI NORMAL UNIVERSITY PRESS

广西师范大学出版社

·桂林·

人间百草

RENJIAN BAICAO

图书在版编目（CIP）数据

人间百草 / 田炳信著. -- 桂林 ：广西师范大学出版社，2024. 12. -- ISBN 978-7-5598-7411-5

Ⅰ．R2

中国国家版本馆 CIP 数据核字第 2024PA4356 号

广西师范大学出版社出版发行

广西桂林市五里店路 9 号　　邮政编码：541004

网址：http://www.bbtpress.com

出版人：黄轩庄

全国新华书店经销

天津裕同印刷有限公司印刷

天津宝坻经济开发区宝中道 30 号　　邮政编码：301800

开本：889 mm × 1 240 mm　　1/32

印张：11.75　　　字数：200 千

2024 年 12 月第 1 版　　2024 年 12 月第 1 次印刷

定价：88.00 元

如发现印装质量问题，影响阅读，请与出版社发行部门联系调换。

弁

我从北京的秋天出发，一路驱车到内蒙古的秋天。

城市的痕迹越来越微弱，人与大自然打的交道便多了起来。

尽管我时以野客自居，所谓野，也只有乡野、田野、心野，见不得从洪荒走来的大虫猛兽，只见得一花一草一木一昆虫。

自打有了火，人们对猛兽谓之战胜，对花草谓之采用；自打有了农具，人们对动植物开始了驯化，尽量将它们留在人类环境并与其共生。

在距离包头 1000 千米外的内蒙古自治区赤峰市敖汉旗东部兴隆沟，有着兴隆洼文化、红山文化和夏家店下层文化聚落，遗址出土了 1500 多粒炭化植物种子，这是目前我国乃至世界上所发现的最早的小米遗存。先民对小米的驯化最早见于 8000 年前。早先，小米的祖先看起来更像狗尾草，不仅看起来不会让人产生食欲，在那个饥肠辘辘的古早时期，先民们也没有心情赋予其更美的名称了。

有了记录工具以后，这个世界本身的异彩纷呈加了一层人类的滤镜。

人类了解自然，认知世界，认真记住一棵草、一朵花、一棵树，或取其叶，或取其茎，或取其根，给它一个流传千古的神话和故事，给它一个一眼就忘不掉的俗名，给它一个敢怒不敢言的绰号，给它一个佶屈聱牙的雅称，给它一份本是人类独享的文化待遇。

一棵草的相貌，牧羊人有牧羊人的记忆，农夫有农夫的经验，药农有药农的教训，女人有女人的兴趣，男人有男人的看法。

一棵草是一部文字史，一棵草蕴藏着哲学史，一棵草构建一部宗教史，一棵草支撑起一部《诗经》的寄思，王侯将相难脱生老病死，安家乐业不褪烟火红尘。

自从梦境与魂灵进入我们的文字，文字便脱胎于自然而成为精神所寄。

传说中的三皇五帝时代，管理山泽鸟兽的官员被称为"虞"，信史中的古人们遵循"虞"这个岗位的信条："毋坏屋，毋填井，毋伐树木，毋动六畜。"今天我们号召节能减排、减少化学污染、参加植树节、禁止非法捕捞。

自从摆脱了农业文明的小碎步，经历工业文明的大踏步，走入信息化时代的迷踪步，我们不再去山林紧密地观察草木，我们把观察草木的人们称为植物学家、科学家，我们更少地眷念大自然，草木弱弱地退后于诸多贵重的物件，成为仅次于空气的背景墙。

　　夏虫不语冰，你见过夏虫吗？雄鹰翱翔，你喜欢雄鹰吗？

　　此刻十月，站在内蒙古的敕勒川上，遥看黄河闪闪烁烁，一条浓郁的色彩分离苍天和苍茫大地。阴山在秋高气爽的渲染下，更为清晰收敛，全无夏日里的跋扈嚣张。一片肃穆，一片独有的金碧辉煌，一首《敕勒歌》毫无顾忌地升腾而起："敕勒川，阴山下。天似穹庐，笼盖四野。天苍苍，野茫茫，风吹草低见牛羊。"

　　我突然妄图复活一棵草的文化现场。

2023 年 11 月 2 日记于内蒙古敕勒川

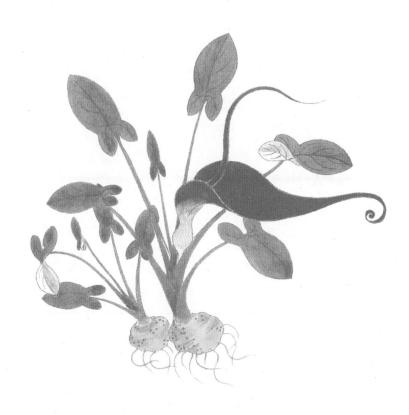

目　录

目

录

甘草

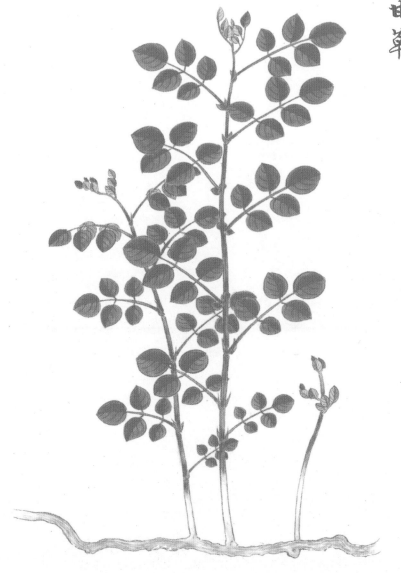

小
丑
不
丑

丑，是甲骨文里赫然反复出现的一个符号，从图形看，是一头刚刚长出犄角的小牛。这才有了十二属相中的"丑牛"，也才有了《本草纲目》中牵牛花的种子被称为白丑、黑丑、二丑的说法。

丑，今说是贬义，多指红尘中异于常人的外表、行为和动作。小丑，则在流行文化中成为一个夸张的符号，以滑稽与出糗换取看客兜里的钞票。小丑去掉戏服，皇帝去掉新衣，却是一个模样。"我只是卑微的小丑，翻几个跟斗，就等你拍一拍手；人群散了后，夜色多朦胧，月光也会跟着我。"歌手周杰伦的《乔克叔叔》如是唱着。

这个意义上的"丑"，着实是从"醜"字初义而来。《诗经·小雅·十月之交》中"亦孔之醜"，醜即恶也。司马迁《报任安书》中"行莫醜于辱先"，醜即秽也。醜，自汉字简化后被打入冷宫。

本来，丑，一点儿都不丑。丑，还是牵牛花的孩子。

牵牛花还有几种叫法：朝颜、勤娘子等，勤娘子的孩子们，就是牵牛子，也就是可爱的二丑。

《本草纲目》里有一篇"牵牛子"，李时珍是这样描述的："近人隐其名为黑丑，白者为白丑，盖以丑属牛也。"

是说，牵牛花的种子有黑白两色，黑色的种子叫黑丑，白色的种子叫白丑，黑白两种混搭的种子叫二丑。

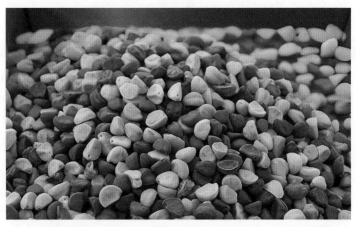

黑牵牛子、白牵牛子

一根根纤细的藤蔓牵引着一头头的"牛"，漫无目的地游走在变幻不停地时空。能够把牵牛花想象成这么一种微缩景观，一幅水墨画，着实美妙。

比李时珍早千年的陶弘景在《本草经集注》中，首次说起牵牛子的来历："作藤生花，状如扁豆，黄色。子作小房，实黑色，形如棣子核。比来服之，以疗脚满气急，得小便利，无不差。此药始出田野人牵牛易药，故以名之。"牵牛易药，后被李时珍解为"牵牛谢药"，意为用牛来换取药材，或者说用牛来答谢治疗之恩。可见二丑之珍贵。

先古时期，"丑"的确珍贵。

巫文化流行的鼎盛时期，牛、羊、猪三件一起上是"太牢"，用来进行重大祭祀，而只上羊、猪的则是"少牢"，用于中小型仪式。在"太牢"里面，把小牛犊奉献出来则尤为贵重。

《礼记·礼器》记载，"有以小为贵者"祭祀要选用"特牲"。特牲，即刚长出牛角的小牛犊，在祭祀之前，还要把小牛犊梳妆打扮一番。

后有一字，羊加丑为"羞"。羞，最早见于甲骨文，本义是进献。羞字定型后，在很长一段时间内与美味佳肴相伴，像珍羞、奠羞、筵羞、羞鱼、嘉羞、山羞等。

后来，羞字拐了一个小弯，大多表意为羞愧、羞戮、恼羞等。最原始的场景，还是在祭祀仪式举行前，待宰的羔羊和牛犊本能地躲躲闪闪、羞羞答答、不肯出牢的状态记录。

再后来，人们形容某些人没羞没臊没脸皮、大言不惭、谎话连篇。是说，你既没有羊羔牛犊，也没有鸡鸭鹅，何来底气大宴宾客？

那么同此，在远古年代，"献丑"，即是把最为贵重的物品奉献给神灵和祖宗。

献的繁体字是"獻"，由虍、鬲、犬（泛指牲畜类）组成，即以一个纹刻虎形纹的鼎或者鬲，将煮熟的食物供奉入仪。

献丑，追根溯源是把最为贵重的小牛犊奉献出来。献丑，是极为自信、高傲的一个词。今天的"献丑"，是谦辞，是一些人在展示自己的作品或表现自己的技能时，称自己水平不高的一种客套话，多少有点遮遮掩掩、假门假事。

在书画界还有一个词是"补壁"，意思是，画得不好，你拿去看看家里的墙壁上哪里需要遮遮掩掩，权当作补壁的材料吧。"补壁"的话术是真谦虚，真低调。而"献丑"的本义是真傲气，真大方。

如上，羞本是珍馐，献丑本不丑，牵牛花的孩子可以入药。

丑字旁的字，多有桀骜不驯、我行我素、个性鲜明、不懂人情世故、不服从命令的信息暗含其中。譬如：扭、妞、钮、忸、菗等。

特别是妞字，可以看到一个牛气冲冲的小姑娘。

愿你远行千里，归来还是最初那个小小"丑"。

天暖蚂蚱蹦跶
蝉大声喧哗

牵牛花

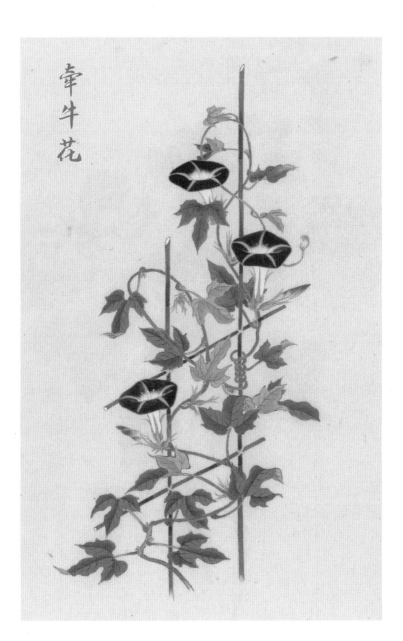

喜鹊叽叽喳喳

草径歪斜　露水披挂
好大好大喇叭花
喊话晨曦朝霞

吹牛是人间佳话
牵牛是一场玩耍
二丑轻摇当年花

半
夏
物
候

　　钟表诞生于西方，诞生在工业文明的早晨。与钟表相关的数学、物理、机械、科学，似乎是浑然一体。钟表是西方的时间观，精准、冷漠、紧凑。

　　中国人的时间观，与数字本身无关。古人的时间观，是视觉，是嗅觉，是听觉，是触觉。巫觋是时间"钟表"的发明人，这个钟表以天为时针，地为分针，万物为秒针，并以祭祀仪式与时钟进行校对，对时间进行一次次致意和一场场敬畏。瞬息万变的大自然，给时间的仪式增添着无尽的诗意和光泽。

　　到了考古学上的新石器时代，先民们在发现了春夏秋冬四季交替的规律后，产生了"年"的概念。

　　周代的春蒐、夏苗、秋狝、冬狩，根据四季，取予有度；《礼记·王制》中"春曰礿，夏曰禘，秋曰尝，冬曰烝"，是先民敲锣打鼓与鬼神共飨的饕餮;《礼记·月令》描绘孟春之月、仲春之月、季春之月、孟夏之月、仲夏之月、季夏之月等十三篇，留给后人一份物候的制式。

《礼记·月令》谈到仲夏之月时，则提到"是月也，日长至，阴阳争，死生分……鹿角解，蝉始鸣，半夏生，木堇荣"。此时，太阳到达夏至顶点，阴阳之气交替，动植物生命轮换，鹿开始脱角，蝉开始鸣叫，半夏出茎，木槿开花。夏至"三候"中，也有"一候鹿角解，二候蝉始鸣，三候半夏生"。

假如自然界里有公平一说，"半夏"就是一个必选项，一方不偏不倚的界别阵，一条泾渭分明的切割线，在阴阳裂隙之间，不偏不倚生根发芽，开启疯狂滋长的模式。此后，蝉鸣千里，鹿鸣呦呦，热热闹闹的野地上此起彼伏的声响吐露出日渐熟透的骄纵。

阳气渐顶，阴气滋生。六月艳阳天，在酷暑熏蒸揉搓下，大多数植物昏睡的昏睡，装死的装死，打盹的打盹。昏昏沉沉、浑浑噩噩的自然风景中，下半场选手半夏逆暑而生，张扬于庄稼地、山坡、溪边、草丛和林下，并与其他喜阴湿的植物伴生。

因为生得张扬，生得随性，生得广阔，属于半夏的别名此起彼伏。地文、守田、麻芋果、三步跳、和姑、田里心、无心菜、老鸦眼、燕子尾、地慈姑、老黄咀、老和尚扣、野芋头、小天老星、药狗丹……都是它的小名。

半夏是巫觋和郎中识别万物的风向草，是纯阳和纯阴相互

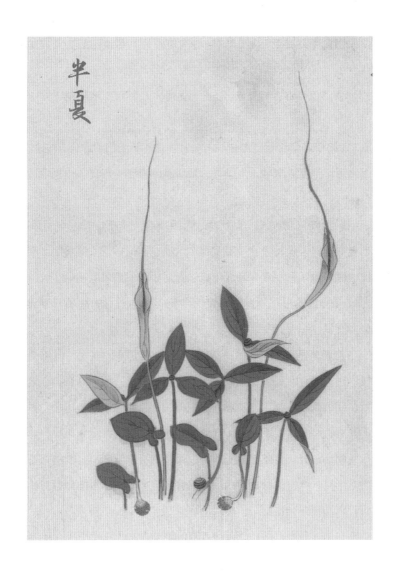

半夏

告别的酸曲对唱诗。禅师看到半夏，自言自语道："春有百花秋
有月，夏有凉风冬有雪。莫将闲事挂心头，便是人间好时节。"

诗人遇到半夏笑而不语，"试问岭南应不好，却道：此心安处是吾乡"。

是药三分毒，半夏在其中。《黄帝内经》将中药根据毒性的大小分为大毒、常毒、小毒、无毒四类，《淮南子·修务训》记载："（神农）尝百草之滋味……一日而遇七十毒"，《诸病源候论》提出生天南星、朱砂、生半夏、瓜蒂、洋金花、草乌、白果等近百种有毒中药。

一物降一物，卤水点豆腐。李时珍在《本草纲目》中写道：半夏奇效，可除腹胀、目不得瞑、白浊、梦遗、带下等病症。现代中医学也认为半夏有燥湿化痰、降逆止呕、消痞散结的功效。

自带物候轮回分界岭属性的半夏，相生相克的故事与事故也多有发生。

传说宋朝年间，有一个不大不小的官员得了喉痈，吃不了饭，睡不着觉。后来请了一位医术高超的中医，他让这官员张开嘴，仔细观察片刻，告知对方，准备一斤生姜，生吃、生嚼。果不其然，一斤生姜下肚后，喉痈的症状完全消失。老中医说，你身为朝廷命官，有条件胡吃海喝，又特别喜欢吃鹧鸪，鹧鸪又喜欢吃半夏，半夏的微毒对鹧鸪是美食，但鹧鸪身体里的微毒对你而言，却是一种剧毒。

还有个更婉约的故事，有位美丽的姑娘白霞，长年久咳不止，胸闷痰多。她在田间挖草时偶然发现一植物块茎，干脆洗净之后吃了充饥。哪知吃下之后顿感喉刺舌麻。白霞自知误食毒物，回到家后便拿起一小块生姜嚼碎吞服。神奇的是，不仅喉部不适有了缓解，困扰多年的久咳、胸闷症状也消失了。

我们看到清半夏、法半夏和姜半夏的时候，知道它们叫作"制半夏"，是半夏的炮制产品，人们用智慧和实践来化相杀为相生。

计量与剂量

人与大自然之间，由于有着各种物候与礼制，永远不缺一系列计量单位。人与大自然之间，由于各自的属性和偏性，又永远缺少一系列剂量单位。

古云，中医不传之秘在于量。

"剂"的本义为剪齐，汉字简化之前，写作"劑"。后来，"剂"字引申指调节、调和。中药需要切碎，一服中药由多种药材配合而成，故在医书中引申指配合而成的药剂。现代又指能产生化学反应、物理效应或生物效应的物质，如杀虫剂、催化剂。再后来，其与量词合用，如"一剂中药"，表示一服药或一帖药，从东晋到后世一直沿用。

"量"在古代医书中多用作动词，表测量之意，也用作名词来表示计量单位或容器。医书中的"量"，内涵也近似于"度量衡"中的"量"+"衡"。

"度量衡"之"量",是测定计算容积的器皿。"量"的专用名称有升、斗、斛、豆、区、釜、钟、溢、掬等。周代以前,以一手所能盛的量叫作溢,两手合盛的量叫作掬,掬是最初的基本容量单位。《小尔雅·广量》说"掬四谓之豆",《左传·昭公三年》说"四升为豆",这两种说法是相通的,"掬"也就是"升"。

"度量衡"之"衡",是测量物体轻重的工具。很早以来,铢、两、斤、钧、石五者都用作重量的单位。但有时也说法不一。例如《孙子算经》说:"称之所起,起于黍,十黍为一累,十累为一铢,二十四铢为一两。"《说苑·辨物》又说:"十粟重一圭,十圭重一铢。"

而"度量衡"之"度",是计量长短用的器具和依据,如寸、咫、尺、丈、寻、常、仞,后世还精确到了分、引与毫。

量,在中医秘方中属于传承秘密,在消费世界中属于商业秘密。我们知道可乐的配方属于商业机密,但即使给了我们可乐的配方,我们也大概率调不出和超市产品一样的口感。货架上售卖的十三香,配料表上写得齐全,然而我们照着配料表做十三香,也大概率做不出心心念念的味道。

在我们所知的长度、体积、质量单位发明之前,我们的远古祖先手脚并用,确立度量衡的最初标准,所以有"布手知尺、迈步定亩、手捧成升"的说法。当先民们开始建造复杂的房屋,生产精美的陶器,便需要更为精准的尺度,因此出现了夏禹"身为度，称以出"的说法，以大禹身体某部位的长度作为"尺度"的标准，并制作了治水的工具。据《通典·礼》记载："夏后氏……十寸为尺。"

在有了信史之后，人们发现，商朝的骨尺和牙尺均在 16 厘米左右，差不多是成人摊开手，拇指尖到中指尖的距离。后来人们为了减少身体差异的误差，从自然界寻找尺度标准，秦汉始建立的黄钟累黍法确定的审度、嘉量、衡权量制在两千多年里影响深远。《汉书·律历志》记载："以子谷秬黍中者，一黍之广，度之九十分，黄钟之长。"

历史上，除了度量衡的统一，还有个规制不断变大的过程。三国时期数学家刘徽用魏尺对新莽铜嘉量进行测量，得出魏尺比新莽铜尺增大 4.8%，魏官斛的容积比新莽铜斛增大 2.6%。西晋时期音律学家荀勖在考察古音律和古乐器过程中，发现晋尺比古尺长了 4.5%。

在时间单位中，我们的直觉是这样的：历史在向前轰鸣，社会在向前进步，生产力在向高处发展。在这样的直觉中，田间从人耕到牛耕，地头从小田到大田，官府从小税到大税、恶税。

李时珍曾在《本草纲目》中感叹："今古异制，古之一两，今用一钱可也。"其中"今"，当指明朝，古一两，今一钱，是个比方，可知度量衡单位量值的增长，对医药剂量所造成的影响。早在晋代，就有一位重臣裴頠上书晋惠帝，认为"药物轻重，分两乖互，所可伤夭，为害尤深"。

不仅仅是规范单位的变化，在实践中，除了明确的药物剂量，还有大量方子使用"拟量"，如以实物比拟药物的重量或容积，如大如黑菽、大如指，又如以常人的手部操作作为剂量单位，如把、撮、三指撮。类似于博大精深的中华饮食文化中的"盐少许""米之上一指深"。

量，这个中医中的"不传之秘"，也有一部分是难辨之隐。

要找到计量单位以算出应有剂量，出土文物的作用不可或缺，它们就那么直挺挺地摆在那里，任你怎么观看、如何解释，它们就是旧日现场活生生的一部分。存于中国历史博物馆中的一件珍贵文物"大司农铜权"，便是光和二年（公元 179 年）颁布的度量"国标"。这尊铜权重 2996 克，按东汉晚期的度量衡，相当于 12 斤权重，以此推算，东汉的一斤是今天的 250 克，一两是今天的 15.625 克，约等于 15.6 克。以"权"推算古方剂量，加上专家们归纳整理的资料并经反复衡量核实，解决了历史上古方剂量的一大疑案。

用药如用兵。兵无常势，水无常形，总因形势变化而变化。变量一多，就似那旧日的机械表，需要不停调校。它不似福、禄、寿，可以是一个人生成果计量单位；不似梅、兰、竹、菊，可以是一个气节计量单位；不似二十八星宿，可以是一个吉凶计量单位。它是一项前赴后继、代代传创的、以人为本的产物。

草原白蘑赛狗肉

网络上有则火爆的短视频。视频中一个云南小伙吃了不少新采摘的菌子，眼前没有出现小人，以为自己平安无事。直到看见自家狗子过来问他"菌子好吃不？"才惊觉事情不对了。

据说，到了每年的七八月份，云南疾控中心就会操碎了心，身处和路过云南的人们隔三岔五收到"不买卖、不采食不熟悉的野生菌"之类的短信。据说，云南是全国唯一一个在医院急诊科设"野生菌中毒室"的省份。并且网间传闻，云南医生可以从病人的手势中看出来吃的是什么菌。

记述毒菌子最早的资料，可能是汉代的《金匮要略》，书中写道："木耳赤色及仰生者勿食。"宋慈的《洗冤集录》中谈到，"手脚指甲及身上青黑色，口鼻内多出血，皮肉多裂，舌与粪门皆露出，乃是中药毒、菌蕈毒之状。"不过，千百年前先贤写的集子已提醒千万人，可遇到真"菌子"总有人忍不住实践一二。

在人们把细菌、放线菌和真菌统称为菌类之前，"菌"的概念主要是指那些肉眼可见的大型真菌，在古籍中常称为芝、蕈、栭、茵等。

早在周代，就有关于"菌"的文字描述。《列子·汤问》记载着"朽壤之上，有菌芝者，生于朝，死于晦"。《庄子·逍遥游》中记载"朝菌不知晦朔"，宋《尔雅翼》记载"芝，瑞草，一岁三华，无根而生"。北宋黄休复《茅亭客话》中描述，"夫蕈菌之物，皆是草木变化，生树者曰蕈，生于地者曰菌"。

《本草求真》写着"蘑菇（专入肠胃肺）"，《本草纲目》有赤芝、黑芝、青芝、白芝、黄芝、紫芝的味道与功效，《本草求真》中专门录有"茯苓"篇章，并大赞"香蕈，食中佳品，凡菇禀土热毒，唯香蕈味甘性平，大能益胃助食，及理小便不禁"。到了清代，始见虫草于《本草从新》："甘平保肺，益肾止血，化痰已劳嗽。"

据统计，世界已知食用菌（包括药用菌）有2000多种，在不同场合，我们称之为大型真菌、蕈菌、菌子，更多的场合我们通称为蘑菇。

没有人抵挡得了蘑菇对口腹的诱惑。谈着谈着药理，总会聊着聊到口感。对于"万物皆可炖"的中国人来说，小鸡炖蘑菇、菌菇汤、佛跳墙不过是常规做法。

多年前的一天，我中了"草原白蘑赛狗肉"的"毒"。

七月是内蒙古草原最美的季节，锡林郭勒草原上盛开着两朵最美的"花"：白色的羊、黄色的牛。天上的白云投递着阴凉，风在穹庐呢喃细语。等待一场大雨或者小雨，淅淅沥沥中，惬意清爽中，白蘑菇争先恐后地弥漫在正蓝旗草原中。

我去锡林郭勒草原的这个七月，雨水像赶集似的一场赶一场，草地上的蘑菇也就淀出一圈圈的白，一团团的白，像是白云下凡，又似羊羔成仙。

同去的人中，有一位北京老知青，在乌珠穆沁旗下乡七年，会蒙古语，会操蒙古刀吃羊肉，也会假装豪爽地喝马奶酒，还会唱几段跑调的蒙古长调。他告诉我，草原有三鲜，一是当年的羔羊肉，二是新挤出的鲜马奶，三是七月草地冒出的白蘑菇。

我说羊肉鲜、马奶鲜，我领教过，蘑菇鲜怎么讲？

他说，你跟我来。

在牧民朝鲁巴根的蒙古包里，他拿了一个铁皮大桶，走出也就十几分钟，很快就捡了一桶蘑菇，大的如巴掌，小的如拳头。

回到蒙古包，他熟练地点起了一堆干牛粪，上面放个铁皮筒子，把蘑菇一个个倒放在筒子上加热，再挨个点上黄油，撒上盐粒。不久的工夫，在牛粪火的炙烤下，鲜蘑菇冒出水来。

他说，可以吃了，这叫真正一口鲜。

我拿了一个，放到嘴里，味道是任何酒店大厨烹制不出来的。

鲜蘑菇的这种吃法，原始、刺激、真味道。

是干蘑菇绝对不能比的，是口蘑不能比的。

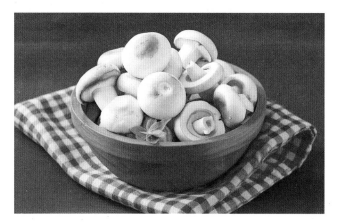
口蘑

经过河北张家口，"口蘑"早已遐迩闻名，蘑大、色白、肉鲜，营养价值高。然而，口蘑的口，虽然是张家口的口，但是口蘑并非张家口产。明清时期，河北张家口是边贸重镇，是草原物资进入内地的集散地。

内蒙古大草原太大了，长了一春一夏的牧草见水就绿，在牧草丛中，那一圈圈的蘑菇也不讲价钱，呼啦啦白出一地。特别是羊群休息过、交配过、拉尿过的卧营地，更是蘑菇生长的小天堂。拾蘑人一桶桶地采摘，等明晃晃的大太阳打哈欠时，蘑菇就晒成了干，再装到大麻袋里，坐上大马车、小驴车、四轮拖拉机和草原长途汽车，一路颠簸到了张家口的蘑菇市场。这时，它们在硬质纸壳子上被赋予了统一番号——口蘑。

《庄子》有说，朝菌不知晦朔，蟪蛄不知春秋。菌子这短暂的一生，就是鲜得无与伦比。

松露与猪拱菌

　　上文讲道，"生树者曰蕈，生于地者曰菌"，松露，即蕈的一种。网上有一则报道，一斤半其貌不扬的白松露在一场拍卖会上生生拍出七十万元人民币的价格。一斤半，七十万，相当于一辆豪车，或一套三线城市的住宅了。

　　松露是翻译过来的一个词语，松树和露水组合在一起，充满诗情画意和新近流行的"凡尔赛文学"韵味。欧洲文人们以华丽无比的辞藻包装松露，称它们为"地下黄金"和"厨房里的黑钻石"。闭目遐想，松露、松露，性感女神梦露的《秘密日记》中，也大量记载她常食松露，是她保持不老容颜与性感美丽的秘诀。

　　在翻译这门古老的技能上，崇洋媚外、趋炎附势一直是一个跟随生产力发展的惯性与顽疾。对喜爱的事物和人名、货名，人们在翻译过程中会不由自主地选择同音字里预示美好的词汇来连接，譬如可口可乐、麦当劳、奔驰、宝马都用了见字如面的词汇，视觉的效果也朝着积极的方向发展。而对于没什么地位的、令人不屑一顾的，则选择挺胡扯、挺随心所欲、挺直来直去的词汇，譬如危地马拉、尼加拉瓜、毛里求斯、斯里兰卡等地名。

吃松露在仪式感这门古老的手法上，则是古今中外传承至今的一贯大手笔。在切松露时，不适合用一般的刨刀，也不适合刀切，应该用专门的松露刨刀，厚片可以保留脆爽的口感，薄片可以让香味完整释放。现代餐厅中，在菜肴上桌前，把松露切片覆盖在原菜上，如在沙拉、海鲜饭上面撒一两片松露，煎鲈鱼佐芦笋再加一点黑松露。加上美味的松露片，据说立马能够提增香气和鲜味，当然，加上这个食材，价格也得翻好几倍便是。

松露有黑色、白色、紫色、黄色等多种，唯黑白松露最为知名，又以白松露更为珍贵。因其采摘不易，在法国、英国、意大利的乡下就有了一批以此为生的"松露猎人"。据说以前在"松露之乡"阿尔巴，任何人都可以采挖白松露，但是近年来政府规定只有注册登记并获得采收资格证的专业人士才有资格采收白松露。未获得采收资格证的普通人只能在持有专业资格证书的人士带领下，进行一些体验性的活动，而非从事商业性规模采收。而且，对于搜寻白松露也有着严格的时间规定，只有在每年10月到12月间收获松露的最佳季节，才可以进行搜寻和采收。

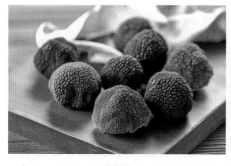
黑松露

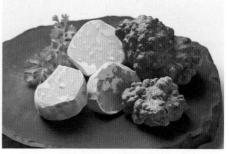
白松露

　　18世纪法国著名美食家布里亚·萨瓦林说："松露是如此之贵，以至于它们只出现在贵族的餐桌上用以吸引女性。"梁文道在他的《味道之味觉现象》里也有一段耐人寻味的话："我们在吃松露的时候，一定要记住这些使它增值的背景故事。正是它们造就了神话，使它昂贵，也使它更美味。"一块块脏兮兮、皱巴巴的松露，经过文学家的渲染，美食家的添油加醋，商人的乔装打扮，成为彰显高贵身份的好道具。

　　中国在很早之前就发现松露了，但是不知道有"松露"这个名儿，这种深藏不露、相貌奇丑的蘑菇，在中国存活了几千年都没成为食材。首先因为松露出产于中国金沙江流域的大山深处，偏僻与交通不便没有让它传播到中原大地，也就没有机会入选《本草纲目》及其他药典。更重要的一个原因是，它的颜值在人们眼中的确一言难尽。

在中国古老的植物史上，松露被称为"块菌"，民间则称之为"猪拱菌"。这个名称没有歧视和不屑一顾的意思，只不过最早发现并获取松露的是野猪、松鼠、野兔、田鼠。在中世纪的欧洲也是如此，巴特鲁姆普拉提纳教皇的历史家1481年时记载了寻找松露的事情，他写道："有一种母猪特别擅长寻找松露，可是人们应该让它们戴上口套，以避免它们将松露吃个精光！"

松露没有出现在《本草纲目》里，但它的近亲被李时珍被称为麦蕈，生溪边沙壤中。"味殊美，绝类蘑菰"，松露也好，块菌也好，猪拱菌也好，麦蕈也好，其治疗疾病的作用主要体现在治风破血，亦治小便失禁。

松露是多种树木共生的大型真菌，其整个生活史是在至暗时刻完成。在不见天日、单调乏味的等待中，松露积聚了见光死的节奏和能量。也许是因为松露在地下停留时间过久，被封闭的味道一旦释放，则有一种切割后的大蒜味，或者是类似西方的臭奶酪味。这个可怜的、孤单的、无爹无娘的黑坨坨，又被称为"无娘果"，讲究的中国人难以将其带入大雅之堂。

物以稀为贵，物若不稀有了，也便不珍贵了。据说，传统的黑松露大国法国的黑松露年产量约30吨，而云南一年即可产出近300吨，紧随其后的四川，黑松露年产量将近100吨。而更为珍贵的白松露，过去只在意大利及克罗地亚的北部发现，2013年以来，在我国云南地区则发现了大量的白松露。这么多的松露，真是走自己的"露"，教别人无"露"可走了。

魄门之力

　　"魂魄"是道家和中医的基本概念，魂魄总是一家亲，在中国历史文化中留下深深的烙印。我们常说的成语有：失魂落魄、魂飞魄散、勾魂摄魄、神魂颠倒、借尸还魂、惊心动魄。我们习惯的用语有：神灵、幽魂、灵魂、魄力、鬼魂。

　　查查魂魄，道教关于"三魂七魄"的描述统领江山，并由无数爱好者进而描述得头头是道：灵魂由三魂七魄构成，一个人死后七魄先散，然后三魂再离。魂主精神，而魄主身形。

　　看似描述得细致入微，实际依然是抽象之抽象。再借用道家描述，人得有"灵台、灵道、青灵"三穴，才能够提高智力，将"三魂七魄"之高深领悟到位。

　　古人造字既抽象又具象，像魂字的形似字里有一个字非常形象，妃。兄弟二人不分彼此。"魂魄"也像这个字不分彼此。

魂魄与人的肉体共存。只不过魂是胆大妄为，与精气神在一起。魄胆小如鼠，与屎尿屁在一起。如果就字面意思解释，魂是见过世面、云游天下的鬼；魄是闭门造车、郁郁寡欢、白日梦不醒的鬼。

说白了，"魄"就是在人身体内游走的五谷杂粮、酒肉果蔬，"魄门"即肛门。自古，"魄"通"粕"，肛门是糟粕排出体外的门户，所以命名为"魄（粕）门"。自古，"魄"还通"珀"，琥珀，即带着一肚子内容的树脂化石。"魄门亦为五脏使"，出自《黄帝内经》之《素问·五脏别论》，原文为"魄门亦为五脏使，水谷不得久藏"，这句话概括了魄门及脏腑之间的关系。魄门的启闭有赖于五脏之气的调节，"魄门亦为五脏使"，即肛门的启闭有赖于心神的主宰、肝气的调达、脾气的升提、肺气的宣降和肾气的固涩。

用现代一点的话讲，食物进了肚之后，一部分是脂肪，一部分是碳水化合物，还有一些形成糖原去供能，用到的"魄"，就供应了精气神；用不到的"魄"，就"魄"门而出了。

你去想想，在刑场上被执行死刑的囚犯，一种是上酒肉伺候，豪言壮语忽悠，另一种是不管不顾，直接押着奔赴黄泉路。到了那一刻，行刑官一般都捂着严严实实的口罩，后问知，行刑前，没见过谁是英雄好汉，基本是屁滚尿流、臭气熏天。真乃"惊心动魄，魂飞魄散"。

故晋代至汉代陪葬品中盛行"九窍玉"，"九窍玉"即堵塞或者遮盖在死者身上的九件玉器，其中就有"魄门塞"。纪晓岚在《阅微草堂笔记》中也曾记载一段从缢死人之处挖出铁块一样的"魄"的逸闻。

魂魄本是好兄弟，一个志在天堂，一个流放地下。

魂走五官，魄奔一门。《黄帝内经》最接地气，也坦然大气。还有如《礼运》曰："魂（魂）气归于天，形魄归于地。"

发 po 音的，还真是有些大气奔流之势。泼、霶二字，雨大如霶；嫛，同婆，浦指河流入海的区域，浦加女，可以想象一定是热热闹闹；烞，爆裂声，形容火泼出去的声响。

还有一个字"破"，其在金文时段便与"魄"形态有相似之处。如果按照《说文解字》之解，破，是石头碎裂。那么借《说文解字》之门路，"魄"，也便是"菊花残，满地伤"了。

魄门之力，九转百回。有首播放量数十亿的歌《罗刹海市》，歌词开头是这样的："罗刹国向东两万六千里，过七冲越焦海三寸的黄泥地……"，在《难经·四十四难》中："唇为飞门，齿为户门，会厌为吸门，胃为贲门，太仓下口为幽门，大肠小肠会为阑门，下极为魄门，故曰七冲门也。"所以可以想象，黄泥地，是由何等魄力冲击而出。

菊花跌落

在辽宁省的葫芦岛，有个小小的离岸岛叫"觉华岛"，民间一直称之为"菊花岛"。

菊花岛，在唐宋时代称"桃花岛"，辽金时期改为"觉华岛"，曾是与普陀山齐名的佛教胜地。民间有"南有普陀山，北有觉华岛"之说。

岛上东南部现存一座辽代古城遗址，据考古专家考证，是辽代的兴城市所在地。当年，岛上人烟繁盛，有寺院十七座，僧侣千人，是遐迩闻名的佛教胜地。岛内大龙宫寺住持觉华大师，还被辽金皇帝封为"渤海佛主"。

元朝时的一场战火，让岛上的居民大部分迁徙他方。明朝时，觉华岛成为明军的军事基地，后努尔哈赤在进攻宁远城受阻后，派将领武纳格攻打菊花岛，成千上万人遭到杀戮，岛上一片荒凉。清顺治十年（1653年），为了解决辽西因为战乱而人口锐减、土地无人耕种的问题，清朝廷颁布《辽东招民开垦条例》，几百名来自山东沿海地区的农民迁到岛上，目前岛上的居民基本上都是他们的后代。

岛上现有觉华大师师徒所栽菩提树百余棵，枝繁叶茂，存活千年之久。由于岛内交通不便、口音方言等因素，"觉华岛"被叫成了"菊花岛"。后，葫芦岛市为了彰显文化内涵，又恢复"觉华岛"之名。

看完这一番周折，我便记住了俗称"菊花岛"、雅称"觉华岛"的一处旅游胜地。

"觉华"和"菊花"发音相近。觉华不容易记忆，菊花则容易记住。

近些年，网络上产生了大量的流行词语，有的有新意，有的旧壶装新酒，有的是性的暗示语言，有的则是谐音和基于各种"流行梗"的编造。

菊花，本是概念清晰、无歧义的一种流传甚广的花卉，这些年也在网络语言里成为一个羞答答的代名词。

菊花属于中国十大名花之一，因可食用、可药补，还因其在秋风横荡肆虐时，依旧不骄不躁、不媚不俗，受到历朝历代人们的喜爱。

《礼记·月令》有"季秋之月，鞠有黄华"，在这篇物候文中写道，菊花是秋月开花，花是黄色的，当时都是纯野生种。

"鞠"，即菊的古字。今日除了"蹴鞠""鞠躬"等寥寥数词中留有此字，多已不见踪影。"鞠"有养育、抚养的意思，有弯曲、弓抱的意思，有告诫、训诫的意思，有古代一种球类的意思。

这里的"鞠"，意义是美的，是说菊花形似鞠球，是秋天的黄花。

《诗经·蓼莪》有一段感人的内容，"父兮生我，母兮鞠我。抚我畜我，长我育我，顾我复我，出入腹我"。母兮鞠我，养我育我护我抚我，联想菊花弯曲环抱的画面，美好又令人动容。

"鞠华"时期的菊花，是先民生产与精神的遗存。

后来，菊花也在无数牛人眼中日渐"成才"：

关键人物，当数屈原。其在《九歌》和《离骚》中都曾提到菊花："春兰兮秋菊，长无绝兮终古。""朝饮木兰之坠露兮，夕餐秋菊之落英"。

另外一位捧红了菊花的，则是陶渊明。他在老年一无所成的时候，决定彻底归隐田园，并写下了《饮酒二十首》，最为朗朗上口的一句是："采菊东篱下，悠然见南山。"

还有三国时期的钟会，名气虽不及屈原和陶渊明，但他对菊花的概括，成为被引用最多的文字。他在《菊花赋》中说，菊有五美："圆花高悬，准天极也；纯黄不杂，后土色也；早植晚登，君子德也；冒霜吐颖，象劲直也；流中轻体，神仙食也。"

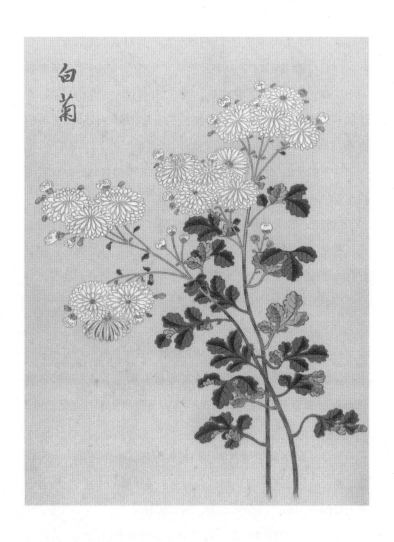

白菊

　　《神农本草经》将菊花列为药中上品，并起了寿客、金英、黄华、秋菊、隐逸花这些美丽的别名。《本草纲目》里载，"菊花，昔人谓其能除风热，益肝补阴。盖不知其得金水之精英尤多，能益金、水二脏也，补水所以制火，益金所以平木，木平则风息，火降则热除，用治诸风头目，其旨深微"。除了叙述药性与功效，李时珍还将菊花称为节华、女节、女华、女茎、日精、更生、傅延年、金蕊、阴成、周盈，追捧得令人发指。

随着各大名人名文的热推，菊花彻底火了，并和梅兰竹组成了"四君子"，长期霸占各大诗人的选题素材榜首。

辛苦花了几千年，菊花形象被"不可说"，是文人们"万万没想到"的。

细数菊花的"下坠"之路：

首先是引进的日本漫画。日语俚语中称"肛门"叫"菊门"。日漫《蜡笔小新》《妙不可言》在我国台湾出版时，已经将"菊门"翻译成"菊花"。

菊花大范围流行的契机，是靠一部漫画《樱铁奇想》，这部漫画直接用菊花来代表隐私部位。

说来，周杰伦是年轻人都知道的大歌星。他的"菊花残，满地伤"，成功把菊花推向了"花"生巅峰，从此改头换面，一发不可收。人们聊起它来，表情不可思议。

其实，当年菊花东渡到了日本后，本也是坚贞高洁、悠闲隐逸的形象，日本人又特地赋予其祛邪、长寿等寓意。后来还得益于镰仓后期的后鸟羽上皇的宠爱，晋到最高级，成为皇室的象征。

狎客茉莉

　　狎客的词语解释有三种：陪伴权贵游乐的人、嫖客、茉莉的别名。

　　茉莉，是外来品种。《本草纲目》说："末利（茉莉）原出波斯，移植南海，今滇广人栽莳之。其性畏寒，不宜中土。"李时珍认为，茉莉根可入药，其性辛热。辛能行气散瘀，热可温经通脉，故多用于伤损、瘀血、肿痛的治疗。

　　茉莉名字多，《草木状》作末利，《佛经》作抹利，《王龟龄集》作没利，还有香魂、莫利花、没丽、没利、木梨花、暗麝、素馨、素奈等。诸多当中，数"狎客"最为难听。名字都是人起的，人类视角，有斜角、直角、偏角、拐角，有偏见、邪恶、狭隘、嫉妒、自私。

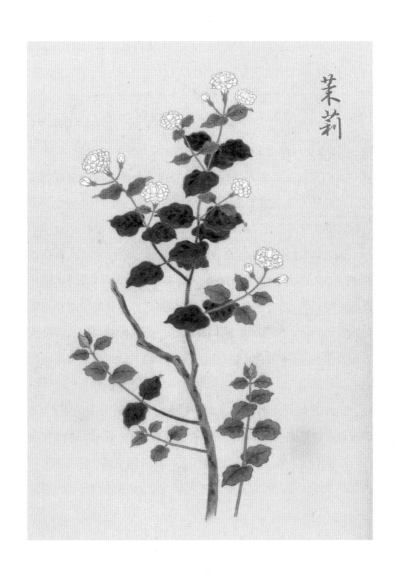

茉莉

古代文人多认为茉莉的"花品"不高。

对一枝花的欣赏，古人把视觉、味觉、听觉、嗅觉、触觉、文笔、想象力、个人追求都参与进来，力求赏其姿韵，究其品格。

大多文人雅士喜欢清逸雅致，尤为喜欢兰香和梅香。兰香"众香拱之，幽幽其芳"，被孔子认为是王者香，北宋时称为"香祖"。因梅花傲雪凌霜的坚韧形象，"赢雪一段香"和"香自苦寒来"的梅香也备受推崇，梅花的花格与香品转而成为赏梅者追求的人格与气节，"更无花态度，全是雪精神"和"不要人夸好颜色，只留清气满乾坤"就是证明。

清代画家松年认为"花以形势为第一"。关于花姿，有荷花的"花姿人影波心竞"，菊花的"姿美鲜可掬"，百合的"接叶开花玉瓣长"，牡丹的"叶概花姿天与真"，兰花的"婀娜花姿碧叶长"，水仙的"花似金杯荐玉盘"。历代国画讲究"山灵水秀花姿俏"，其中的花姿讲究既要有婀娜远尘之绝姿，又要有独立遗世之高韵。

正如屈原以兰蕙自喻，陶潜以菊自况，周敦颐以莲明志，郑板桥以竹寄情……花品、花道被文人赋予了一茬又一茬的仪式感，站位不高、象征不足、意境不远，就难以达到一种人格化的执念：我须托物言志，又要借物咏人，我得显现自身高洁的道德追求。

中华传统审美文化的特点之一是崇尚高远典雅，另一个特点是强调内敛含蓄。那么依此标准来看茉莉，的确有点问题。人说它香气实在太"旖旎近人"，说茉莉的根磨出的汁可以使人迷乱。于是乎，茉莉就没有资格与芷、兰等"品格高洁"的著名香草为伍，被打入另册，最终"退入群芳，只供簪髻"。

实际上，美得比较直接的东西，本身就为观看者创造了一个危险的命题。莫妮卡·贝鲁奇在《西西里的美丽传说》中饰演一位 27 岁的少妇玛莲娜，丈夫当兵在外，自己在家里做裁缝，父亲则是学校的老师。良好的教育、高雅的气质和性感美丽的身材，时刻让周围的人们关注着她。少年们骑着单车对她好奇，好色的男人毫不掩饰地注视着她，妒忌的女人在茶余饭后诽谤着她。丈夫失联和阵亡的传言将玛莲娜的社会标签吹落在地，成人们的觊觎变成赤裸裸的碰触、掠夺和践踏。

茉莉也是一样，你观看茉莉时，旁人看着观看茉莉时的你。苏东坡被贬谪到海南儋州一带，见黎族妇女竞簪茉莉、含槟榔，心中一动道："暗麝著人簪茉莉，红潮登颊醉槟榔。"这是一段美誉，也是一曲酸词，还是一场暗示，也可能是一段佳话或者逸闻，它带来的想象空间千折百回。

《本草纲目》中记载，一个叫韦居的人，称呼茉莉为"狎客"，一个叫张敏叔的人，称呼茉莉为"远客"。本来，"狎"是亲近、亲昵的意思，远客到来，就是"茉莉来宾"，等于"有朋自远方来，不亦乐乎"。

后来，"狎"的另一个意思为今人深记。与唐代韩偓"春楼处子倾城，金陵狎客多情"之意雷同，与宋代孟元老《东京梦华录》"妓女旧日多乘驴……少年狎客往往随后"之意雷同。

茉莉的意象，就慢慢变成了"为人戏弄"以为人使用。《浮生六记·闺房记乐》篇中，有沈复和芸娘的一段关于茉莉的言论。沈复说："想古人以茉莉形色如珠，故供助妆压鬓，不知此花必沾油头粉面之气，其香更可爱，所供佛手当退三舍矣。"芸娘说："佛手乃香中君子，只在有意无意间；茉莉是香中小人，故须借人之势，其香也如胁肩谄笑。"

　　借花说事，事还没说清楚，花便遭了殃。人心有狎，茉莉被"客"。

话

多

屁

多

民间有一句话用来形容废话连篇的人相当到位：话多屁多，口水多过茶。

大多数人的理解是话多的人，屁话也多，废话也多。

实际上，它的来源不是想象，它与科学研究基本重合：话多的人放屁比一般人的次数都要多。

吐纳之间，吸进去的废气、凉气总比话少的人多。

话多屁多这句话在长年累月的流传中，原本的生理意义变成社会意义。

按照现代肛肠科大夫的说法，成年人每天的排屁量为400至1500毫升，每天大概要放13至21个屁。这都属正常。如果一天放20至100个屁，基本上不出两个源头：话多屁多、饭香屁臭。

话多屁多，因为人体吞入大量气体。肠子中的气体约有90%经口吞入，正常人每天所吞下的空气有500至1000毫升，空气中的主要成分为氧气和氮气，人体吞下的空气到小肠时，氧气会被吸收，而氮气则跑到大肠成为大肠气的主要成分。很多情况下，人体会不知不觉地吞下空气，比如用餐的时候滔滔不绝，吃东西时狼吞虎咽，边说话边喝肥宅快乐水，不断嚼口香糖，等等。另外，还有一些人紧张时会不自主地做出吞口水的动作，这些因素都会导致肠内气体的增加。

饭香屁臭，因为你承受不住你吃的好食物。

话说，欲戴皇冠必承其重。吃也是一样。鸡蛋、牛奶、肉类、啤酒，基本上是越好吃的，产气儿越多。小肠是食物消化吸收最主要的器官，如果消化吸收功能不好，食物得不到完全消化，那么没有完全被消化的食物残渣，就会进入大肠，大肠里面大量的细菌会分解这些食物残渣，产生大量的气体。肠道中有大量的细菌，数量约100兆个，肠道中的细菌种类繁多，可以分成500至1000个不同的种类，这些细菌的功能是不太一样的，有好的细菌，也有坏的细菌。如果肠道中的产气细菌增加，那就中标了。如果天天大鱼大肉，饕餮不休，食物在胃肠道内消化不充分，放出的屁就更臭。

有一种叫荜茇的野草专治"屁篓子"。

荜是指类似荆条编成的篱笆，茇是指草木的根，合起来是

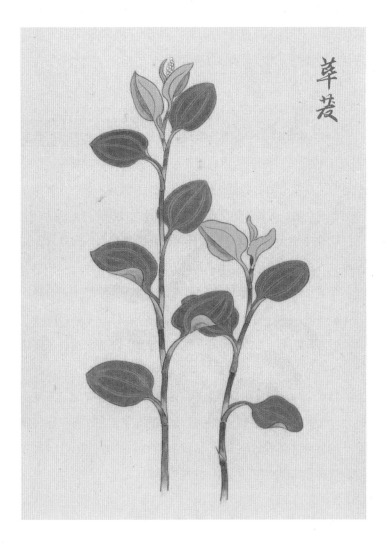

指类似可以编织篱笆的一种植物。

　　荜茇是一种攀缘藤本，长达数米，茎细如箸，子似桑葚，
八月采，果穗可入药。荜茇其他的名称则有荜拔、鼠尾、荜拨、

阿梨诃他、荜拨梨、椹圣、蛤蒌等。可能是南北方发音的缘故，叫法大同小异。书写起来有些许差距。

荜茇能治屁多，历史上有记载。

《唐太宗实录》中有个故事说，唐朝贞观年间，太宗因饮食不节患上了"气痢病"，即腹泻不止，且控制不住地放屁。你想吧，身为一朝帝王，总要勤勤恳恳、兢兢业业地上朝。在朝堂上一会儿一个屁，大臣们是笑呢，还是掩鼻而过呢。

太宗李世民下了皇榜征招能治此病的神医。一张姓人士揭榜献方，牛乳煎煮荜茇。太宗照此方食下，果然灵验。献的原方是：牛乳250克、荜茇15克同煎煮，取汁一半空腹喝下，日饮一次。

《本草纲目》中李时珍说：牛乳荜茇治"气痢"有效。他认为"气痢"是由于寒热不调而引起。牛乳，性微寒，有补虚损、益肺胃、生津润肠之功效。荜茇，性温热，有温中散寒、下气止痛之功。用牛乳和荜茇一寒一热使阴阳得到调和，所以适用此症。当然荜茇还有其他功效，例如治疗脘腹冷痛、呕吐、泄泻、寒凝气滞、胸痹心痛、头痛、牙痛等症。

民间有句埋汰人的话，说人若厉害，屁都香。实际上，不是屁香了，而是身边的人欲望的味道更强烈，欲望盖过屁。假如屁多，得治，李时珍可以治症，但还是先想想自己是不是话太多了、欲望太多了。

明代赵南星《笑赞》中讲过一个故事，一个秀才寿终去见阎王，赶巧阎王正在放屁，秀才当即灵机一动，趋前献《屁颂》一篇云："高竦金臀，弘宣宝气，依稀乎丝竹之音，仿佛乎麝兰之味，臣立下风，不胜馨香之至。"阎王大喜，立刻予以增寿十年。四大名著之一的《西游记》，也创造出一个标新立异的词语：放屁添风。吴承恩在第七十五回写道："兄弟，你虽无甚本事，好道也是个人。俗云：'放屁添风。'你也可壮我些胆气。"意思就是加油助威。《西游记》是惊世骇俗之作，极尽暗喻讽刺之能事，用这么一个词就不足为奇了。

鬼嚼黑豆

我国的宝岛台湾有位名人张步桃，1941 年生于台湾省花莲县，家族三代行医，自幼就随父习医。他曾任台湾卫生主管部门中医药委员会执行秘书、林口长庚医院中医部兼任主治医师、传统医学会秘书长。他最广为人知的故事是"生吞黑豆"。从 1991年 7 月 2 日开始，张步桃每天生吞黑豆四十九颗。他说，吞黑豆第一强肝，第二解毒，第三明目，第四补肾。

张步桃以一己之力，在台湾把生吞黑豆的风气带了起来，一时席卷整个宝岛。而当时也有一些不同声音，比如一位营养医生说这种行为更像是"吞了一颗小石头"，由于黑豆致密而坚硬的结构令人体消化系统完全不能消化吸收，"顶多会刺激一下肠道"。她特别提醒道：对肠胃不好的人，生硬的黑豆反而更容易造成肠梗阻。

黑豆在李时珍的《本草纲目》中风评不错，写道黑豆有补肾养血、清热解毒、活血化瘀、乌发明目、延年益寿之功效。《延年秘录》载："服食黑豆，令人长肌肤，益颜色，填精髓，加气力。"《养老书》记载："李守愚每晨水吞黑豆七枚，谓之五脏谷，到老不衰。"《本草汇言》言其："润肾燥，止盗汗。"《本草拾遗》言其："主风痹，瘫痪、口噤、产后诸风。"

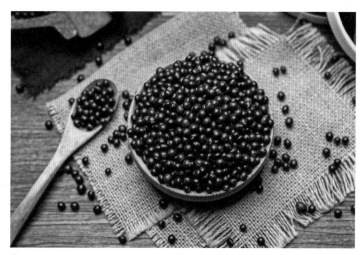

黑豆

生吞黑豆这个方法，在我看来比较邪乎。不仅是生吞，黑豆还流传着不少比较邪乎的使用方法。

民间有讲，习武之人会用黑豆当补药，把各种滋补的、强筋壮骨的中草药熬好后加入黑豆煮，再把黑豆捞出晾干，因为所有的滋补药的精华都被黑豆吸收了，吃后"壮如猛虎"之说。

古代瘟疫来临时，说有邪气弥漫在人所处的空间，邪气又会进入人体，这时候吞几粒黑豆，可以把邪气封住，第二天随着排便，邪气也就随之排出体外。也有说，驱邪"打鬼"的同此使用方法。

还有类似中医祝由术的使用方法，比如"收瘊子"。一个人身上长了个瘊子，有一种办法，就是拿几粒黑豆在瘊子上摩擦一会儿，然后把这个黑豆种到土里，等到黑豆发芽之后，人千万不要碰到，拿开水把这个发芽的黑豆烫死，身上的瘊子就没了。黑豆可以把瘊子这个跟人相异的"气"收走，然后重新发芽，相当于"转移"到大自然，这种方法十分地"天人交感"。

黑豆从喂马牛，到入药，到祝由，到养生上餐桌，给了人们无限的使用和想象空间，后人相互摘抄、相互抬举，加上实况需要来管中窥豹，留下浩如烟海的神奇志。

至于张步桃先生这个案例，先生生于 1941 年，逝于 2012 年，那么先生在世 72 虚岁。如果中途没有停止生吞黑豆，那么理论上先生生吞黑豆共 21 年。诚然，人的寿命有时候是自己无法掌控的，其他也不乏如《冷庐医话》中吞黑豆的考官八十多岁时连蝇头小楷都看得很清楚，如《本草纲目》中李守愚每天早晨吞黑豆，到老不衰，世事难料。

《本草纲目》这一珍书、奇书，也是纵横天下博物，记载了那个年代大量的生物、化学、天文、地理、矿石知识，甚至还包含了明朝小冰期阶段的气候、地质、天文等，实录与收录、听闻皆于其中，因而可参其，不可尽信其，更不可跪信其。

关于黑豆的各种邪乎奇闻，我想起过往的一句歇后语，判官吃黑豆——鬼嚼。鬼嚼，出自北方地区的一句俚语，说阴曹地府有四大判官，魏征、钟馗、陆之道、崔珏。他们有名有姓有官衔，分为赏善司、罚恶司、察查司、阴律司，各司其职。为什么判官爱吃黑豆，民间有"吃上豆子喝凉水，屁股后面跟着鬼"的说法。

黑豆、红豆、黄豆、白豆，什么豆子吃多了都得蹿出来。所以，鬼嚼一词的后面藏着一句粗话——放屁。鬼嚼是放屁的另类说法，是忽悠、打诨语、说大话的婉转说法。

话说回来，判官作为神话传说中的司法官员，看来也是知道什么是有营养又解馋的好东西。如果要贿赂一下判官们，可以送点黑豆为礼，因为判官吃黑豆——少吃多放，阴间可不比人间好啊。

刘寄奴的『谣言』

《本草纲目》里记载了一种草，名"刘寄奴草"，又名九牛草、六月霜、千粒米、细白花草、金寄奴、乌藤菜、珍珠蒿。刘寄奴草有活血、通经、清热、解毒、消炎、止痛、消食之效。特别是对跌打损伤患者有奇妙的治疗作用，比"九牛二虎之力"还管用，所以民间又称为九牛草。

刘寄奴是谁？南北朝的牛人，后来的宋武帝刘裕，小名寄奴。

李延寿曾说："晋自社稷南迁，王纲弛紊。朝权国命，递归台辅，君道虽存，主威久谢。桓温雄才盖世，勋高一时，移鼎之业已成，天人之望将改。自斯以后，帝道弥昏，道子开其祸端，元显成其衅末。桓玄乘时藉运，加以先资，革命受终，人无异望。"而其中夺取晋朝基业的，就是南朝第一帝刘裕。

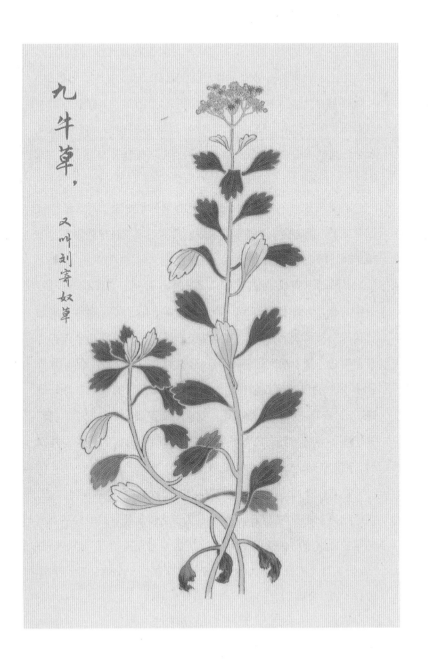

九牛草，

又叫刘寄奴草

后世对刘裕的评价十分之高，其功绩在南朝排得上第一。镇压四方，收复割据势力，北上攻伐后秦，攻克长安。一桩桩，一件件都是常人难及的事情。就像王夫之说的："宋武兴，东灭慕容超，西灭姚泓，拓跋嗣、赫连勃勃敛迹而穴处。自刘渊称乱以来，祖逖、庾翼、桓温、谢安经营百年而无能及此。"

有流传说，刘裕身边一直都有两条小龙跟随。不只是他自己看见了，就连旁人也曾经看见过。等到后来刘裕权势越重，声望越高，两条小龙也慢慢变大。

传说，刘寄奴小时候上山砍柴，见一巨蛇，急忙拉弓搭箭，射中蛇首，大蛇负伤逃窜。第二天他又上山，却隐隐约约从远处传来一阵阵捣药声，即随声寻去，只见草丛中有几个青衣童子在捣药，便上前问道："你们在这里为谁捣药？治什么病呢？"童子说："我王被寄奴射伤，故遣我们来采药，捣烂敷在患处就好了。"寄奴一听，便大吼道："我就是刘寄奴，专来捉拿你们。"童子吓得弃药逃跑，寄奴便将其草药和臼内捣成的药浆一并拿回，用此药给人治疗，颇有奇效。

还有一个版本，是文人们进一步设计的"天机暗含"：刘寄奴遇见两个童子在捣药，就问他们为什么要制药。其中有一个小童答："我们的王被刘寄奴射伤，所以要制药医治。"刘裕又问："既然你们大王有神通，为何不杀了刘寄奴？"小童又答："刘寄奴是王者，不可以杀。"

后来，刘寄奴领兵打仗，凡遇到枪箭所伤之处，便把此药捣碎，敷在伤口，伤口便能很快愈合，甚为灵验。但士兵们都不知道叫什么药，只知是刘寄奴射蛇得来的神仙药草，所以就叫它"刘寄奴草"。这是唯一用皇帝的名字命名的中草药，一直流传到现在。

实际上，正如我们看到的史书上动辄"天降异象"，实际上是后世要为统治者的合法性描眉画眼。

像汉高祖刘邦，"其先刘媪尝息大泽之陂，梦与神遇。是时雷电晦暝，太公往视，则见蛟龙于其上。已而有身，遂产高祖"。

像魏文帝曹丕，"帝生时，有云气青色而圜如车盖当其上，终日，望气者以为至贵之证，非人臣之气"。

像晋元帝司马睿，"咸宁二年（276年）生于洛阳，有神光之异，一室尽明，所藉藁如始刈"。

刘裕出身寒微，在门阀势力最强的东晋，第一次登上历史舞台时已经36岁了。奋斗到36岁，他才被别人认可，才成为一个"有品位"的人。在这之后，刘裕几乎是百战百胜，刘裕要司马德文写禅位诏书，连这位东晋的末代皇帝都说：桓玄篡位时，晋室已经失去天下了，因为有刘公（刘裕），才延长了将近二十年的国祚。这样的强者，尤其会带来文字的滔滔金箔。

刘裕想不到，他的流芳千古还带火了一棵草。世间的事奇怪就奇怪在，开始杜撰了一个段子，传着传着传开了；开始写着真相，等到跃然纸上全是偏见了；几本书放在架子上，几堂课望着讲台上，读着读着变成集体记忆了；开始以为能以个人意志为转移，后来跟着时间跑着跑着跑远了。

"家有刘寄奴，不怕刀砍头……常山与草果，摆子无处躲"是坊间称赞中药材神奇的民谣。

要知道，歌谣的谣，和谣言的谣，是同一个谣。中国的谣，至少有三千年的历史。《诗经》三百首，都是徒歌，都是谣。

"灶下养，中郎将，烂羊胃，骑都尉，烂羊头，关内侯。"这是汉代民谣。皇帝刘玄日日声色犬马，大肆滥封一批厨师官职，导致朝廷半数以上的官员是厨师，也使得百姓对刘玄怨声载道。

"凤皇生一雏，天下莫不喜。本言是马驹，今定成龙子。"这是东晋民谣。海西公司马奕本无法生育，但后来身边两个美人却都给他生了孩子，因此，老百姓便编写歌谣来讽刺海西公。

民间的"谣"，不怕具有酸甜苦辣腥咸的味道，就怕只有一个味道。

脱发是个问题

《孝经》中讲："身体发肤，受之父母，不敢毁伤，孝之
始也。"

自从华夏民族在黄河流域诞生后，形成了属于自己的着装
打扮等习惯。古代女人男人都留长发，除了出生后要剃一次胎毛
外，几乎终生不再剪发。

古人对于头发的爱护到了一种不可理喻的程度，整理头发
的时间远远多于整理脸的时间。男女老少、贵贱高低束什么发型
是有讲究的。披头散发、蓬头垢面，决然不成体统。

我们民族对头发的讲究，最早来源于巫觋的盛行。原始巫
术对身体发肤的认知，类似于今天的"生命全息律"，为生物体
每一相对独立的部分，为整体比例缩小这一全息现象。传统中医
继承了这一以小窥大的整体观。因为人们相信身体的任一小部分

都可以代表或关联其整个身体，所以十分看重自己的头发、指甲、胡须之类部件，不可随便捐弃。

关于头发，则紧紧围绕"髟（biāo）"这个核心，造出了极为丰富的字群：髡、髯、鬒、髻、髴、髳、髵、鬟、鬢、鬃、髯、髮、髽、髦、髹、鬈、髫等。

髡（kūn），古代剃去男子头发的一种刑罚。"髡首"便是剃去头发，"髡钳"则是剃去头发，并用铁圈束颈。到后来，髡便专指和尚了。

髯、鬓（bìn），二字互通。本意是指脸旁靠近耳朵的头发，即耳际之发。古代妇女以刨花水涂搽两鬓，梳理后鬓发服帖整齐而有光泽，因此称妇女之鬓角头发为"水髯"。

髴髳（fǎng fú），隐约可见、依稀约略。应是"仿佛"一词的来源。一个头发蓬松的美女的模样在脑海里浮现，"髴髳"就在眼前。

鬟（huán），古代中国未婚女子的一种环形发式。在头上或额旁梳成环形髻，高低、长短、大小各异。

髫（tiáo），小儿下垂的短发。"髫龄"即指童年。

髽（zhuā），妇人在办丧事时梳的发髻，用麻束住头发。后指披麻戴孝的女人。

鬃（zōng），古同"鬃"，马的鬃毛。"壮哉此马健且雄，玉花遍身云满鬃"。

鬒（sēng）、髹（fǔ）、鬆（sōng）、髬（gōng），都是头

发蓬松貌；而髦（máo）、髿（shā）、髶（èr）、髽（nái），则不仅是头发蓬松，而且还会在风中凌乱。

与"髟"组合的字和词，不仅包含头发的形态，还包括什么状态束什么发型，什么职务束什么样式，什么年龄束什么发型，都有明确的讲究。丧夫有夫、已婚未婚、大体年纪，看发型就一目了然。

发，也存在"有发可依"。

古人遇到脱发，不说脱发，而是说"白头搔更短，浑欲不胜簪"，这是杜甫的吐槽，他讲的就是自己头发太少，少到连簪子都戴不上了；还说"沐稀发苦落，一沐仍半秃"，这是白居易的感叹，说自己一洗头就得掉一大把头发；还有"晚凉沐浴罢，衰发稀可数"，这是苏轼对自己年景的哀叹。

在医书《医林改错》中，第一次将脱发作为病名使用，并一直沿用至今，从瘀血入手论述脱发的病因病机，认为血瘀阻塞血路，则新血不能养发，采用"通窍活血汤"治疗头发脱落，指出"各医书皆言伤血，不知皮里肉外血瘀，阻塞血络，新血不能养发，故发脱落"，即从瘀血阻络论述毛发脱落。

中医认为，脱发与人体五脏中的肝、肾、脾及气血有关。《黄帝内经》有言："发为血之余"，没有血的滋养，头发就会脱落。《诸病源候论》也是同样观点，"若血气盛则荣于发，故须发美；若血气衰竭不能荣润，故须发脱落。"

针对这些脱发少发问题，古人还是有一些办法的。

三国时期，据说曹丕曾"发脂如泉"，大致意思是，头皮出油出得跟泉水一样，导致了脱发。据唐代医书《外台秘要》记载，中医针对曹丕脱发严重开出的治疗脱发的药方——马鬃膏，即用马脖子上的毛加上其他中药材熬制成的膏状生发剂涂抹使用。

　　《千金要方》中有说，用猪胰、皂荚洗头可以防脱；《本草纲目》中说，可以用茉莉花来催生头发。

　　要是全都不管用，怎么办？还有一招。古人有个"绘木假髻"大法，就是用木头削成发髻形状、染黑描花，制作成假发，一次性搞定。

　　陆游当年曾定论："壮心已与年俱逝，脱发应无术可栽。"他心恨就是没有植发这门技术啊。要是在今天就不算个大事情了。

巫
医
三
研
判

　　巫在远古时期，至少具有两重身份，既能沟通鬼神，又兼治病救人。专门从事用咒语、符咒、卜占、草药和魔法治病、驱邪除祟的人被称为"巫医"。

　　巫和医本为一体，也是中国医学的前身。《广雅》干脆就说："医，巫也。"《山海经》中记载了十巫，居于灵山，"从此升降，百药爰在"。十巫中的巫咸、巫彭，似乎就是最早的一批医者。

　　后，因巫能够"绝地天通"，通天的资格与政治的权力结合在一起，有许多政治首领、统治集团的核心成员，同时也是大巫，比如大禹。

　　但同时，由于"治人"政治大于了"通天"能力，自春秋始，巫师的地位和社会形象都在下降。在官方的主导下，巫师被划分为"官巫"与"民巫"，"官巫"的地位较之以前也有所下降，且数额有限。而且巫师更是难以成为专职的官吏。《后汉书》中记载高凤"自言本巫家，不应为吏"。

在汉代，巫者已被视为异端分子而受到广泛的排挤与打压，巫术和政治合流的局面被打破，巫术逐渐被排斥出了政治权力的中心。此后各个朝代，政府都有禁巫的法令，针对的主要是巫术对政治权力和社会秩序的冲击和破坏。而在很多领域，比如治疗疾病、解除灾害、求雨、丧葬等有利于社会秩序的方面，还留有巫术的影子。

尽管从战国时期开始，专业医师就脱离了"巫"的系统，但巫师在治疗疾病中的作用仍是十分重要。如神医扁鹊就谈到病有六不治，其中之一就是"信巫不信医"。可见当时"信巫不信医"的现象十分普遍。中医中的祝由术，其原理如《黄帝内经·素问》所言："古之治病，惟其移精变气，可祝由而已。"古人也认为兵灾、瘟疫常与"厉鬼"有关，制服厉鬼也要通过法术。

春秋战国时期，是"巫医"的分水岭。自以儒家文化为主流思想的中国文化明确拒绝了"怪、力、乱、神"，"巫医"就变成两个行当，一个悬壶济世，一个装神弄鬼。

在医书中，我们仍然可以看到一些奇方异药，其实是通感、符号、宗教与博物学渗入了药学，并在其后的发展过程中亦斩不断与"巫"这一母体的关系。比如《本草纲目》"人部"中记载了《酉阳杂俎》中的一个故事：一人胫骨受伤，医士取出碎骨后遂愈，后来病人复痛，医士说是因为当年取出的碎骨受寒所致，后在床下找到碎骨，用热水浇灌并用棉絮包裹，碎骨温暖后病人疼痛遂止。这样的故事放到今天是令人难以置信的，但李时珍却确信不疑，并说："孰谓枯骨无知乎？"这便是我们传统文化中万物有灵且天人通感的思想反映。

而那些以装神弄鬼著称的"巫术"，以算命、测字、相面、卜卦、驱鬼、跳神、招魂、画符、念咒等形式出现，从事此类"事业"的神汉、巫婆也一直大行其道，并根据当时的新观念、新思潮进行包装。太平天国中杨秀清的"天父附身"和萧朝贵的"天兄附身"之说，就是典型的例子。

当巫医进入了江湖，就变成了误、慝、谯。

误，误人子弟，无意而有害于人。正如民间所说，好心办坏事。不懂装懂、徒有其表、徒有其名、煞有介事的庸医比比皆是。

慝，心怀鬼胎、心怀歹毒，出发点就是歪门邪道，乱用祝由之术，"降神""附身"或"凭灵"。对人之病痛不负责，尽盯着兜里仨瓜俩枣。

谯，只说远，不说近；只谈趋势，不谈当下；只论宏观，不论微观；只讲规律，不谈技巧；只对上，不对下。似永远正确，永远立于不败之地。

讲个小故事，医学上有个术语，叫"自限性疾病"。

是说，疾病在发展到一定程度后，靠自身机体调节能够控制病情发展，并逐渐恢复痊愈。在没有其他严重并发症的情况下，对症治疗或不治疗，都可以。如一些特殊的病毒感染、自身免疫性疾病，像玫瑰糠疹、水痘、病毒性感冒、亚急性甲状腺炎、轮状病毒肠炎等。

这个时候，当代巫师便说了：我们这里是用朱砂毛笔画符，一次就好，你多打听打听，一般老一代的人都会。我们这里就报灯火，两次就好，不用打针吃药。檀香灰按上，效果不错，止痛，保持干燥。黄鳝血加雄黄，百试百灵。

第七天，好了。病人千恩万谢，深信不疑。

误医、諙医、譙医大行其道，而真正的巫术所代表的实用理性精神，逐渐渗透进中国文化的文学、医学、哲学、舞蹈之中，成为隐学。

鬼
针
草

"敬鬼神而远之"，这是孔子留下的千年金句。

这句话出自《论语·雍也》："樊迟问知。子曰：'务民之义，敬鬼神而远之，可谓知矣。'"翻译过来就是，樊迟问怎样才算是智，孔子说："致力于人世间该做的事，尊敬鬼神但要远离它，就可以说是智了。"孔子这句话的直接后果，就是导致儒学只是一种学问，而没有变成一种宗教，没有急赤白脸地奔神坛而去，也没有登上封神榜的花名册。孔子这句话的另一个结果，就是"远之"，就是把与鬼字沾边的字完完整整地保留下来，在朝代更替中没有遭遇无妄之灾。

鬼字旁的字大概有几十个，如魆、魏、魍、魇、彪、魈、魃、魁、魆、魈、魑、魃等，不一定都是贬义词。

在中国汉字里有一堆与之关联但纠缠不清的神秘字符：神、

鬼、魂、魄、巫、觋、灵、精、妖、魔，它们之间相互交织依赖、纠缠争斗。

这些神神鬼鬼的大空间也涉及以下一些词汇：野、空、蛮、爽、穸、蟀、坟、墓、漭、亢、疆、龛。

围绕着怪力乱神，天空还时常弄出大小动静：霾、飍、靇、霓虹、雾霾、白露、凝霜、蒸汽、冰凌。

就连花草菌菇中，都有着与鬼相关的名字：

鬼笔，它还有一个奇幻的名字，叫朝生暮落花，有的地方叫狗尿苔。它生于污秽处，颜色自上而下，由朱红转淡红，由淡红变白，菌盖如笔，表面会渗出黏液，有恶臭。据《本草纲目》记载，鬼笔可以用来治疗痈、疖、疮、疽。

鬼灯笼，又名夜鬼灯笼、虎灯笼等。福建、广东、广西、

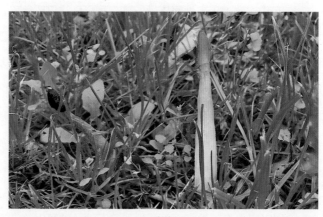

鬼笔

江西等省份多见，花冠白而萼为蓝紫色。鬼灯笼味微苦，性凉，可以利咽、止咳、止痛、清热。

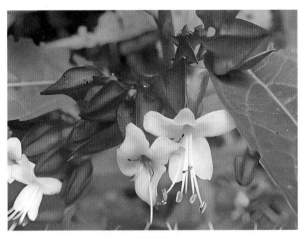
鬼灯笼

鬼针草，又叫鬼钗草、鬼黄花、小鬼针、鬼菊，属于较为常用的中药，味苦、微寒，可以用于咽喉肿痛、跌打损伤、急性肠胃炎、痢疾等多种疾病。

鬼盖，又叫鬼屋、地盖，是墨汁鬼伞、粪鬼伞的子实体。其在阴暗处是白色的，见到阳光后会迅速变成黑色，在成熟后又会溶成墨汁状。这种见不得光的特性让古人心生恐惧。中医用它来治疗无名肿毒、消化不良、疮疽等。

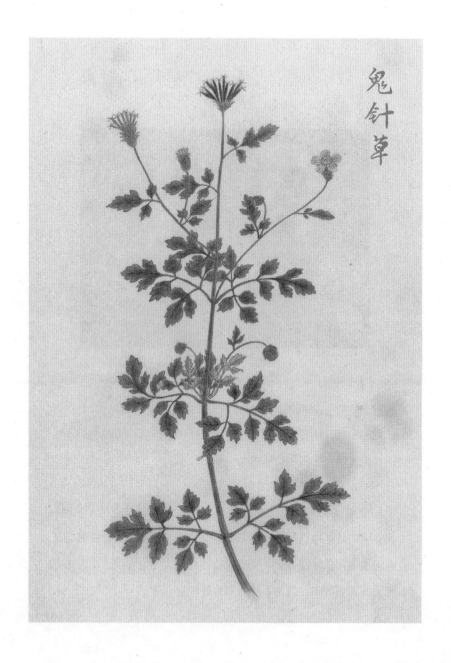

鬼针草

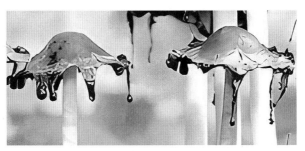

鬼盖

还有一种"鬼盖"与上述不同，它是我们非常熟悉的、享有"百草之王"美誉的人参。人参、鬼盖，神神鬼鬼同时出现。

《说文解字》中云："鬼，人所归为鬼。"这是中国文化抽象之说。也有人将"鬼"字拆开看，意为"田下之人为鬼"，相对的，"田上之人为人"。"鬼"字是基于人们对农耕时代的生活场景的想象：生老病死的方圆距离非常有限，既然人生于斯，耕作于斯，便死于斯。回溯早期，鬼，则是一个客观状态，是"上祭下葬"的中间状态。

鬼字之解，五花八门。唯有以下两种解释最为靠谱：《礼记·祭义》云："众生必死，死必归土，此谓之鬼。"《礼记·祭法》则云："庶人庶士无庙者，死曰鬼。"

鬼，是人之"归"。人死，埋于田野，不立碑，不起坟，那时人是相信天人合一的。后来等级制度逐渐清晰和确立，由统治者带头造陵墓、立高碑，将死之人分成鬼神两类，永生视之神，永灭谓之鬼。上者造陵，中者建墓，下者起坟。阳间的等级制度也一丝不苟地在阴间找到对应物，这一概念延展至今。

彼时的鬼，没有那么多恐怖的意味。后，古人对不可知、不可及、不可释、不可语的事物，往往以神鬼释之。自然现象中的幽、暗、阴、蔽、匿、藏等五官无法判断的神奇力量，影影绰绰，闪闪烁烁，飘忽不定，说不清道不明，多视为鬼。

传说最职业的打鬼专家钟馗，在伏魔、捉鬼、赶鬼、打鬼上经验丰富，办法颇多。可是，只要认认真真看看汉字里由鬼构成的字，立马发现，鬼家族还真是结构稳定，等级森严，壁垒坚固。几千年来，许许多多的汉字不是消失了，就是被加加减减做了许多手脚。唯独带鬼字旁的字几乎没有什么变化。

历朝历代，总是有人或者有人群，去唯恐天下不乱，去造惊悚于苍穹，去唬人魂魄，去诈人精神。白鬼，黑鬼，赤鬼，一队队，一排排魑魅魍魉魁魃魆魈魊魔魇魅魑魅、魖魈魌魆魂魃魋、魅魏魋，神情异样，光怪陆离，乔装打扮，粉墨登场，它们在天上随风飘舞，随云翻转，随雷迸溅，随江弄流，随峭进出，随心所欲，无法无天。天上人间自此无宁日，无安逸。鬼吓人，吓破魂；人吓人，吓死人。

人对未知和未来都会有一种莫名其妙的恐惧。为了解除人的恐惧，各类物质精神的中介就油然而生。人造了另一批可安神、可惊魂的字和符，来震之，哄之，驱之，压之，躲之。圣、神、妖、魔、怪、佛、道、儒，一个个横空出世，各有穹庐和茅屋。哲学折之，裁之，释之，析之；宗教弹之，射之，教之，装之，饰之。不一而足。鬼们，也就寂寞无聊地时而安静，时而闹腾地活在天上人间。

见到鬼，可以想想鬼，想想这是个什么鬼。

唐朝"诗鬼"李贺，只活了二十七岁，但其短暂的一生为我们留下了两百多首豪情诗歌，以"天若有情天亦老""石破天惊逗秋雨""雄鸡一声天下白""黑云压城城欲摧"为千年传唱。同时期诗人杜牧还专门为他写《李贺集》序，评价他的诗为："鲸呿鳌掷，牛鬼蛇神，不足为其虚荒诞幻也。"

杜牧以此"牛鬼蛇神"来称赞李贺，说其文笔虚幻怪诞、大气磅礴、直穿霄汉。那时使用"牛鬼蛇神"，绝对不带贬义。

毕竟久前的久前，鬼为"人鬼"，神为"天神"，没有那么多的魑魅魍魉。

病无新病

当代口头语里，"有病"是个常用词，一般表轻蔑或者对方没什么道理。稍微考据一下，这事儿不小。古，小病曰疾，大病曰病。既然"有病"了，那可不是什么小病。

"病"字，始见于战国文字。在殷墟甲骨文中，表示"疾病"的字写作"疒（nè）"。"疒"全字像生病卧床之人，发烧流汗之形。

甲骨文"疒"示意

到目前为止，在甲骨文、铭文中已经记录了50多种疾病，像疾齿、疾目、疾耳、疾止、疾肩、疾疫、目忧、腹不安、心不吉、不育症、疾子、疾言、蛊、齲等。其中，疫，释为"民皆病"，"疾疫"也就是"瘟疫"。

"疒"的后起字即"疾"，而本字"疒"流变为偏旁部首，也即"病字旁"，形成一个非常庞大的病字旁字族：痤、疮、痘、痨、痢、挠、疹、瘀、痹、痴、瘙、癫、瘫、痪等。

外伤为"疾"。疾，一个病字框，里面是一个矢，即一支箭。它告诉你，那些从外而来侵害你身体的东西，就像一个人朝你放的冷箭，比如，感冒、传染这些外来因素引起的不适，就叫疾。疾，还可以引申为疾驰、疾速。疾这个东西来得快，去得也快，它从外面来，还得回到外面去，是个匆匆的过客。

内患为"病"。丙，本义为鼎足而立，阳气久积。丙字，如大阳哺乳，万物生成，是炽热燃烧的三把火。在五脏器官里，丙又代表"心"。"疒"与"丙"联合起来，表示在体内瘀积、生发出来的身患。

疾之久曰病。一病百物留形。肺痨、肿瘤之类是病；骨折、兵创之类是疾。

病无新病，都是"疾"搞出来的病。说"寡人有疾""鄙人有疾"，还可以；说"寡人有病""鄙人有病"，问题大了。

诸多发"病"音的字，也多与积攒、积压、久瘀不散有关。怲，心火久矣曰怲。忧愁上火的样子，如"未见君子，忧心怲怲"。眪，远视清楚，近视模糊，眼力久积明野，谓之眪。痭，郁气久积曰痭。妇女患"痭"居多，脉象濡弱，呼吸短气，过午潮热，然不甚剧。瘵，积寒久之曰瘵，也是一种寒症。万病不离一个寒字，慢性病的人，一般都是内寒外热，容易上火，特别是牙齿会痛，头发白黄，口臭脚气，冬天怕冷，夏天怕热，四肢无力，中医称之为"阳虚"，常用方法为人最恨的"多喝开水就行"。

还有"病"，农历三月的别称，为"病月"。俗语：春困秋乏夏打盹，睡不醒的冬仨月。许多动物经历了冬眠，于早春二月蠢蠢欲动。但人不会冬眠，一个冬天的闷闷不乐，积累着无聊的情绪和无所事事的无奈，经过仨月的休整，终于临近尾声。这个积累的状态谓之"病"。

另有一字，大家都不愿提起，这个字出现得较晚，现在我们用它统称恶性肿瘤，即"癌"。早在殷墟甲骨文中就有"瘤"字，在《黄帝内经》中就记载了不少的肿瘤类疾病，如症瘕、积聚、噎膈、乳岩等。清代医生高秉钧在《疡科心得集》中，将肿瘤称为"失营"或"失荣"，形容患癌后的人"如树木之失于荣华，枝枯皮焦"。

正式用"癌"来翻译西方的"cancer"，是近代的事情了。但是在此之前，我们的古文中有"嵒"字，通"岩"，也被写作巖、嵒，在我国南方方言中，尚有"岩"字发"癌"音。在十三世纪医书《仁斋直指方论》中曾描述癌症"上高下深，岩穴之状，颗颗累垂……毒根深藏，穿孔透里……"，表面凹凸不平、颗粒突出、质地坚硬的肿物，以"嵒"字形容的确颇为形象。加上"疒"旁，便是"癌"字了。

金元时期的医家朱丹溪指出"忧怒郁闷，朝夕积累，脾气消阻，肝气横逆则病乳岩"。明代医家李挺在《医学入门》里说："郁结伤脾，肌肉消薄，与外邪相搏而成肉瘤。"

再看诸多医学古籍中对疾病病因的总结，也许能够开启对"病"的某些心结：《素问·经脉别论》说，"春秋冬夏，四时阴阳，生病起于过用"；《卫生宝鉴·中风小羌活愈风汤》说，"心乱则百病生，心静则万病患（息）"；《景岳全书·郁证》说，"因病而郁，因郁而病"。

人的一生，与病共存，与病共舞，与病共生。除去医学本身，还有生而为人的自我挂怀和相互扶助。"人身疾苦，与我无异。凡来请召，急去无迟"，明代江瓘在《名医类案》中如是说。

曼珠沙华

熟悉日本影星、歌星山口百惠的人，应该都听过那首《曼珠沙华》，这首歌于 1978 年首次发行，动听的曲子被山口百惠演绎得颇为哀婉。"白色的梦也染成红色……"歌词一句句听来，佳人伤感绝望的样态被刻画得淋漓尽致。

曼珠沙华，还有个好听的名字，就是彼岸花。彼岸花，还有个不好听的名字，叫"石蒜"。对，就是大蒜的蒜。曼珠沙华属于石蒜科。

佛家《法华经》中有"四华"，"华"是"花"的古字。当然，"花"的古字还不止一个"华"字，还有"蘤"字。《广雅疏证》说，"蘤"古音读为化，故花字从化声。

在先秦两汉古籍中，描述"花"多用"华"字。《诗经·桃夭》："桃之夭夭，灼灼其华。"《诗经·苕之华》："苕之华，其叶青青。"这些诗句中，"华"字释作"花"。四华，指生于天界之四种瑞兆：其一为曼陀罗华，又称赤华；其二为摩诃曼陀罗华，又称大赤华；其三为曼珠沙华，又称白华；其四为摩诃曼珠沙华，又称大白华。曼珠沙华实则有两种颜色，红色的学名红花石蒜，白色的学名白花石蒜。

另有一种黄色的花，名"忽地笑"，除了颜色，与曼珠沙华极为相似，名称也很相似，为"黄花石蒜"，但其实是另一种植物。后面单独再聊。

《本草纲目》记载，石蒜属植物具有解毒、祛痰、利尿、催吐等功效，主治痈疮、咽喉肿痛及水肿等，但一般都有毒性。当代临床试验也证明，全属植物鳞茎含生物碱，对人体的神经系统会产生毒理作用。石蒜由简单、简朴、简洁的土名一跃而成漂洋过海最美的一个名字，也是李时珍意想不到的结果。

不同于其他植物的是，石蒜先开花后长叶，夏秋之交花茎破土而出，开出红艳奇特的花朵，花落后再长出叶子，凛冬不凋。其实，石蒜在中国传统文化中，名声一般。它没有香味，生境为阴森潮湿地，耐寒、耐旱、喜阴、喜腐，更喜爱生长在阴森森的墓地之间。幽暗，代表着不怎么吉利。更因其花和叶子不能见面的特性，正可谓"彼岸花，开彼岸，只见花，不见叶"。

所以，古人们早就注意到这朵花，并无特别的好感，给它起过阴暗的名称叫"无义草"，在《酉阳杂俎》就记载道："金灯之花（彼岸花）与叶不相见，人恶种之，谓之无义草"。它还

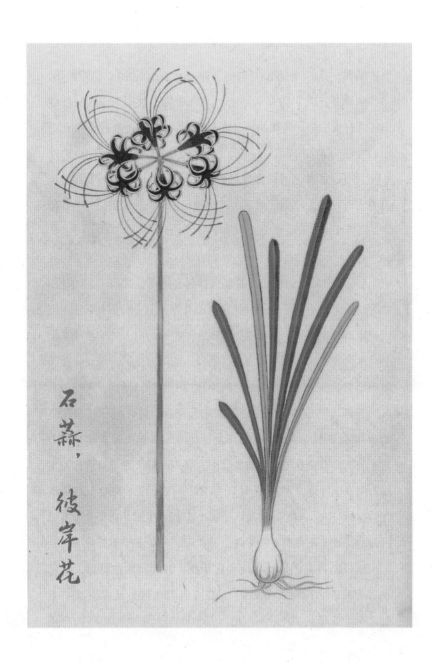

石蒜，彼岸花

有个更接地气的名称叫"牛屎花"，其他名称更是五花八门。称其为乌蒜、老鸦蒜、蒜头草、龙爪花、蟑螂花、婆婆酸、一枝箭、水麻的有之，称其为死人花、引魂之花、幽灵花、地狱花的有之。

除此之外，石蒜还有符合我们传统文化想象的颜色：大白、大红。一花一世界，一草一宇宙，人生一世，草生一秋，原本是一种生命的尺度。

至于那浪漫的部分，则是对于其奇幻色彩、珍贵记忆和思念的寄托。传说中，雪白色曼陀罗华盛开于天堂之路，血红色的曼珠沙华布满地狱之途，二者共同代表死亡，然而花香能唤起死者生前的记忆。在日本，彼岸花代表悲伤的回忆；在朝鲜，彼岸花代表相互思念。

从石蒜到彼岸花的变身，就因为"此花在秋彼岸日左右时间开花"。在日本的文化中，春分、秋分所在的那一周被称为"春彼岸""秋彼岸"，极似我国的清明节和中元节，都是祭祀祖先和亡灵的日子。

中国人善于在平凡的事物中找出光，而日本人则沉迷于在"物哀"的文化中不能自拔。所以，即使是春分、秋分这样的节气，我们的理解是昼夜平分的均衡、此消彼长的回归，而日本人则会说"寒暑不过彼岸"，瞬间就平添了几分哀愁怨念。

可供人类吃吃喝喝和祛病镇邪的花花草草有很多很多。然而，生和死是一条很难跨越的鸿沟，生前的花花草草多如牛毛，死后的花花草草世上罕见。石蒜是一朵被选作末世和来世的花和道具，成为宗教韵味十足的一朵花，成为生死道上的斑马线和路标，成为千古绝唱中的一个音符，成为墓地中幽幽红一点、白一片的不可缺少的氛围和摆设，石蒜当之无愧。

石蒜自从以各类别名出现在小说、电影、歌曲中，就自带了悲伤的故事，开始越来越凄美、妩媚、迷人。

《吴船录》卷上云："一切众生，同登彼岸。"彼岸花慢慢荡漾在红尘中，四处飘舞飞扬。

忽地笑

曼珠沙华，也就是彼岸花，有红白两种颜色。不久以前，我以为它还有一种黄色品种。经多次确认，这黄花名"忽地笑"且应单列。同为石蒜科、石蒜属，彼岸花有两个花期，通常是在夏季和秋季。而忽地笑花期只有一次，基本上都会选择在夏末初秋时节开放，并且每株植物开放的时间会比较整齐，就好像是一夜之间一起绽放了一样。"终日缄口暗蓄势，秋来涣涧笑满川"，它会突然降临。

这种草在湖南和湖北大量存在，七八月更是烂漫山野。李时珍在《本草纲目》中描述忽地笑是"一种叶如大韭，四五月抽茎，开花如小萱花黄白色者，谓之铁色箭，功与此（彼岸花）同"，有祛痰、催吐、消肿止痛、利尿等功效。

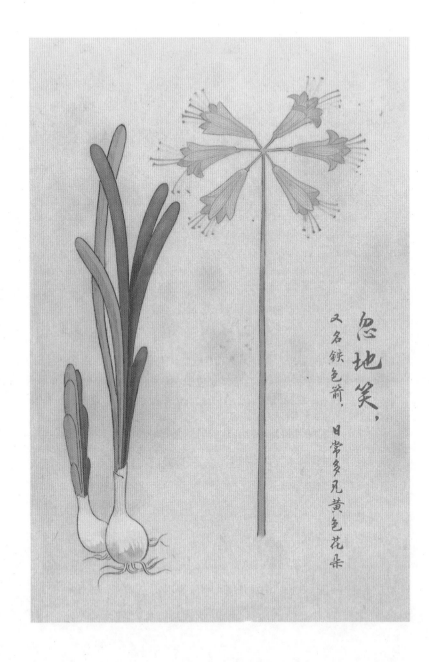

忽地笑，

又名铁色箭，日常多见黄色花朵

忽地笑还有其他的称谓，如黄花石蒜、铁色箭、东方郁金香、黄龙爪、独脚蒜头、大一枝箭、金灯花、螃蟹花。但是由于其还是株毒草，毒性贯穿全株，其鳞茎毒性更大，误食后有流涎、呕吐、下泻、舌硬直、惊厥、四肢发冷、休克，以至呼吸麻痹而死。这就使"忽地笑"这个名称更加醒目、亮眼和多一分诡异。

作为会突然盛开的黄花石蒜，是白天遇到的笑，友好、温存、惊喜。试想在高山草甸，在树林竹海，行路的人手持登山杖，在阳光下呼哧带喘。山花烂漫的旷野中，鲜艳的色彩成群结队，晃动着行路者明亮的心。此时路过另一队徒步山友，彼此友好地打着招呼，点头笑着擦身而过，如此这般自如又仪式感十足，喜悦贯穿全身。

作为毒贯全身的黄花石蒜，是夜晚遇到的笑，心惊、惶恐、悚然。寂静黢黑的夜晚，一个人行走在山野小径上，枝叶繁茂的影影绰绰的林木间，已是一幅泼墨过劲的水墨画。境野安静得仿佛掉落一粒松果，也能在崇山峻岭中引发轰鸣声。月色像是做了亏心事的孩子，躲在远处一声不响地悄悄窥测。猛然间，不知来自何方的树杈之间传来一声"呜哦……呜哦……"，可能是猫头鹰即将觅食的喜悦，但人确是毛骨悚然、心惊肉跳、灵魂出窍。

有一部年轻人喜欢的美国恐怖片《忌日快乐》，讲述了大学生泰莉不断重复经历自己被人谋杀的一天来追查真凶的故事，多种元素混搭的剧情设置非常符合当下的口味。这部影片的封面即是一副"微笑 baby"的面具，看着就给人一种莫名的恐慌感，面具"微笑"示人，面具的背后却不知是人是鬼，在恐惧的同时也为剧情的发展增加了悬疑因素。

亚洲恐怖电影更不消说，日本电影《哭悲》中的阿妈，也有一个诡异的微笑，我们看到的是切实的"人"带来的恐惧感，这种恐惧感是润物细无声的。韩国电影《第八天之夜》讲述被封印住的恶魔即将冲破封印，如果意志不坚定，恶魔就会侵袭你的身体。当你发现一名被恶魔附身的少女在人来人往的街头向你邪恶一笑，是不是感觉马上就要魂飞魄散了。

因而，在被演绎为狡猾、邪恶、阴险与凉薄的"笑"面前，"忽地笑"这个名儿，越琢磨越上头，直到鸡皮疙瘩侵袭而来。

笑，是一种世界通用的语言，最初，也是人类直白的表情。然而在甲骨文中，目前没有考证到明确的"笑"字，反而是"哭"字被发现了。可能是古人对负面情绪记忆较深，也可能是笑这个表情在进入角色社会后，总是被喜、悦、欣、乐等更明确的词汇替代。

瑞士诗人、小说家，1919 年诺贝尔文学奖得主卡尔·斯皮特勒有句名言："微笑是具有多重意义的语言。"他有首著名诗作《含笑的玫瑰》，其采用类似于中国传统诗歌中的托物言志手法，看似歌咏玫瑰，实则意涵深远，阅读感受颇似屈原的《离骚》。诗中以玫瑰的"笑"贯穿全篇，"可嘴边依然笑意流露""还那样笑口常开""我也要含笑魂归"。玫瑰以"笑"，形成一个生命与精神的回环，"笑"所透露的复杂情感构成作者寄寓的追求和誓言。

忽地笑的花境，就似视觉所及金灿灿的斑斑点点，斑驳陆离的山坡，灌木丛中牛屎零落沃野，又有叮当作响的青铜铃遗落人间。来无症状，走无讲究，忽地笑、不作声，更像来自自然界的一种永恒的嘲笑和不惧风雨嘈杂的自言自语。

豆蔻与草寇

豆蔻，在古代常常被比喻为少女、处女。女子十三四岁，被称作"豆蔻年华"。此外还有形容女子年华的美丽词汇如"碧玉年华"指十六岁，"桃李年华"指二十岁，"花信之年"指二十四岁。在人的生命阶段中，豆蔻、及笄、知天命、花甲、古稀、耄耋、期颐这些词汇就是先民留下来的非物质文化遗产，其中只有"豆蔻"一词来自纯天然。

好词来自文人墨客，坏词也来自文人墨客。

最早把豆蔻比喻少女的诗词出自杜牧《赠别》："娉娉袅袅十三余，豆蔻梢头二月初。"身为监察御史的杜牧在一次宴席上遇到一个十三四岁的歌妓，爱慕之心油然而生，那个年代出入歌厅、夜总会不是事儿，杜牧才留下今人视为违法乱纪的词句。

草寇，则指出没于山林草莽的盗匪，旧时官府常蔑称聚众反抗朝廷的起义者为"群氓草寇"。草寇也好，群氓也好，基本还是躲躲藏藏，打一枪换一个地方，饥一顿饱一顿。《旧唐书·僖宗纪》中就有："如乡村有干勇才略，而能率合义徒，驱除草寇者，本处以闻，亦与重赏。"《水浒传》中的四大草寇即山东宋江、淮西王庆、河北田虎、江南方腊，这几个人分别是造反起义的头领。《西游记》里，花果山的七十二洞妖王，因反抗天庭被天神捉走并全部被处决，其魂魄堕落地府轮回，五百年后托生为七十二处草寇。

草寇，是还没有形成气候之前的名称。成者为王，败者为寇，这草寇一旦雄起，形成一股势力，便有文人史家改编旧日履历，将事故说成故事，把脱逃改为忍辱，将"落草为寇"誉为"草莽英雄"。

一旦不然，便是就连这出自花果山的孙猴子都不屑于七十二洞妖王死活，原文中大圣道："胜负乃兵家之常。古人云：'杀人一万，自损三千。'况捉了去的头目乃是虎豹狼虫、獾獐狐狢之类，我同类者未伤一个，何须烦恼？"

豆蔻、草寇，两个看上去风马牛不相及的名称，在老中医眼里，是一类东西。

豆蔻，是一味中药。《本草纲目》言，"豆蔻治病，取其辛热浮散，能入太阴、阳明，除寒燥湿，开郁化食之力而已。江南地卑下，山岚烟瘴，饮啖酸咸，脾胃常多寒湿瘀滞之病，故食料必用，与之相宜。然过多亦能助脾热，伤肺损目。"

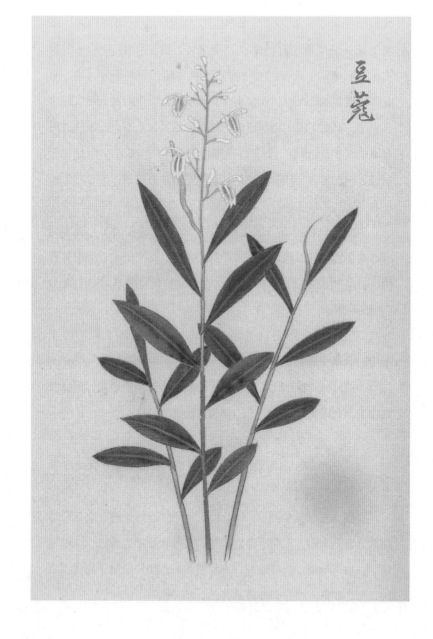

豆蔻

豆蔻是多年生草本植物，细分为草豆蔻、白豆蔻、红豆蔻、肉豆蔻几种。草豆蔻又名草蔻、草蔻仁、假麻树、偶子；白豆蔻又称多骨、壳蔻、白蔻；红豆蔻也叫红豆、红蔻、良姜子；肉豆蔻又叫肉蔻、玉果、顶头肉，花期比较靠后。这四种豆蔻中，只有草豆蔻是我国原生本土产品，另外三种都是舶来品。

北宋药学家唐慎微在《证类本草》中记载："豆蔻，即草豆蔻也。生南海，今岭南皆有之。苗似芦，叶似山姜、杜若辈，根似高良姜。花作穗，嫩叶卷之而生，初如芙蓉，穗头深红色，叶渐展，花渐出，而色渐淡，亦有黄白色者。"草豆蔻，即草蔻，它的花期早，在农历二月，除了色泽娇嫩、舒展柔美，多为两花同蕊，其开又未开的样子令人浮想联翩。因而它还有一个名称，叫"含胎花"，以其形如怀孕之身。

二十世纪初时，外国的指甲油刚传入中国，它的牌子叫"Cutex"，人们便把豆蔻年华的"蔻"给了它，再加上意为红色的"丹"，于是指甲油以"蔻丹"知名，在我国流行了数十年之久。

从古至今，人们的联想力、联觉力几乎都来自饮食男女，从而产生所谓的新词汇、新概念、新说道。

豆蔻想到少女，草寇想到土匪，咬文嚼字是吃饱了撑的人琢磨和研究的事，都蒙不过老中医。

寇，由宀、元、攴构成。宀，读 mián，意指房屋，引申为覆盖；攴，读 pū，甲骨文像以手持杖，轻轻敲击。传统解释有三种：一盗匪，亦指敌人；二侵略者来侵犯；三姓氏。当然，寇还有很多其他的意思，在《扬子·方言》中解释："凡物盛，多谓之寇。"

其实，寇字在西周之前的字形，是一个人头疼脑热，龇牙咧嘴，一个巫觋轻轻地敲打其穴位，这么一幅出诊的室内风景画。

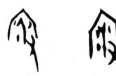

甲骨文"寇"字示意

在商周之际，寇还是个重要岗位，像"司寇"，中国古代司法官吏名称。在商朝，司寇为最高司法官，相当于司法部部长；周朝，便有分大小王了，分了大司寇、小司寇。《周礼·秋官》：大司寇"掌建邦之三典，以佐王刑邦国，诰四方"，小司寇"以五刑听万民之狱讼"。

此时，大司寇的"寇"，尚有主祭祀、主仪式、主法典之意；小司寇的"寇"，则有了主诉讼、主用刑、主民犯之意了。

找一找"寇"的近似字，大多字义当初还是好的。

窛，如果你不相信里面的"女"是巫觋，这个"窛"字告诉你被涂涂抹抹多年后，变为强盗，成为"寇"的讹字。

滱，一条河水，一路激荡，溅着浪花，轻轻敲打着河床中的嶙峋怪石，千姿百态，叮咚作响，滱滱喧哗。

鷇，《尔雅·释鸟》："鶛鳩，寇雉。"生活在草地、半荒漠地区的毛腿沙鸡常成群活动，游荡过程中不停地点头，远观似在敲打着什么，其实是在寻觅野生植物的种子和嫩叶等食物。

后人在使用中，添油加醋、狗尾续貂，把"寇"字逐渐污名化。今天与寇有关的词汇，像寇雠、寇境、倭寇、贼寇、聚寇、生寇、寇战、寇边、积寇、寇掠、犯寇、蛮寇、土寇等，都不怎么好听了。

食麻而鬼走

　　2013 年到 2014 年，中国社科院考古研究所新疆队在帕米尔高原东部地区发掘了一处距今约 2500 年的独特墓群——吉尔赞喀勒墓地。该遗址具有明显的宗教特征与仪式性建构，经过火坛残块及烧石的提取和分析，在绝大多数样品中检测到大量的生物标记物，证明这里曾普遍焚烧过致幻植物——大麻。该研究，是迄今发现最早的燃烧大麻并用于精神领域的直接证据，也称：考古证据。

　　而在文字中的证据，在此之前便已存在了几千年。

　　古希腊大咖希罗多德在所著《历史》一书中，记载了中亚地区游牧民族吸食大麻的行为，在中国、俄罗斯、哈萨克斯坦等地的考古遗址中也陆续发现了宗教色彩浓厚的大麻遗存，可见古代仪式中使用大麻是一种跨文化现象，于公元前一千纪中期在欧亚大陆已较为普及。

丝绸之路，是物质文化与精神信仰多元互动的通道，是一张将中亚置于古代世界中心的路网。大麻的种植以及吸食，作为一种文化传统，正是沿着这些贸易路线辐射传播开来。

大麻在中国的大量种植，在 6000 多年前便已存在。我国是大麻的原产地之一，也是最早驯化和栽培利用大麻的国家之一。瑞典地质学家安特生在百年前就认为，仰韶村出土的陶器上的编织纹，最有可能是大麻布，近人的研究也认为只能是大麻。现在我国东北地区的森林里和一些平原地区，还有野生大麻存在。许多新石器时代的遗址中还出土了纺织和缝纫用品，它因为"麻绳"的身份被我们熟知，又因为毒品的身份而被我们疏远。

"麻"字，就纠结在"五谷"和"致幻剂"这两种身份之间，纠结了几千年。

麻，曾依稀存在于五谷中。古代对"五谷"的说法主要有两种：一种指稻、黍、稷、麦、菽；另一种指麻、黍、稷、麦、菽。两者的区别是：前者有稻无麻，后者有麻无稻。虽然时有分类将其剔除，文字中留下的痕迹却是不少：《诗经》中提到"丘中有麻，彼留子嗟。彼留子嗟，将其来施施"。大致是说，土坡上种着麻，有郎的深情留下。有郎的深情留下，盼望郎来的步伐。《尔雅》中已鉴别出大麻的雌、雄株，分别命名为"苴"和"枲"。《管子·牧民》也有说，"藏于不竭之府者，养桑麻育六畜也"。宋朝的辛弃疾曾经带着色眯眯的眼神写过一首奇妙无比的词："闲意态，细生涯。牛栏西畔有桑麻。青裙缟袂谁家女，去趁蚕生看外家。"

与麻的效用密不可分的字有很多，其基因可谓古之又古，存在于先民的农耕、祭祀、丧葬习俗里。䕆，成熟的麻，其饱满的颗粒是制作香油和麻油的重要原材料，经过石磨的碾压，香到不能再香，难舍最后一滴。麾，一种麻制成的旗帜，最早也是来源于丧葬习俗中的打幡招魂仪式，粗麻丝扎起来的条幅，在风雨里指引魂灵归去的方向。后来在部落间的争斗中，麻制成的麾起到组织协调的作用。縻，用麻搓成的牛缰绳。羁縻，有控制、束缚之意。

来说说"麻"的另外一个令人讳莫如深的身份：致幻剂。

《神农本草经》记载："麻蕡（大麻仁带壳称麻蕡）多食令人见鬼而狂走……久服通神明轻身。"是说，如果过量摄入大麻，会使人产生幻觉并令其步调蹒跚不稳，如果继续服用，可令人与神明对话。大麻的籽、枝、叶也是中国传统中草药配方常用药材，在《本草纲目》中关于大麻的医药和保健用途的记载多达数百条。李时珍认为大麻的果实"火麻仁"或"大麻仁"入药，主治大便燥结。花称"麻勃"，主治恶风、经闭、健忘。果壳和苞片称"麻蕡"，有毒，治劳伤、破积、散脓，多服令人发狂。

"魔"字，即是由麻和鬼字构成。《神农本草经》的"多食

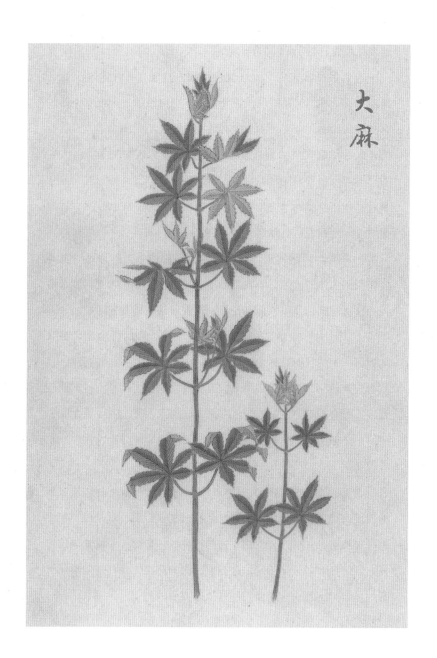

大麻

食麻而鬼走

令人见鬼而狂走"，即"走火入魔"之"魔"的内涵。

古人很早就知道，大麻这种植物一旦燃烧，其散发出的气味对人有一种莫名其妙的熏陶和传染。可以想象，一堆堆干枯的麻秆堆积如山，在巫觋的念念有词中，跳跃不定的火焰、有节奏的音乐，加之焚烧大麻所释放的迷幻烟雾与芳香气味，将人们的思想意识引导到某种特殊的幻境之中，获得与"神明""先祖"或者某种超自然的沟通与联系。人们手舞足蹈、载歌载舞、狂欢嘶吼、无所顾忌、高潮迭起。

大麻焚烧后的味道，极为嚣张，极具诱惑力。透过嗅觉直接作用于人体的大脑，实在奇妙。香是嗅觉，不是味觉，就像现在的饮食江湖，几乎就靠不是味觉的香和辣一统饕餮江湖。

人吸食大麻过量，玄幻迅速消费大脑，人的行为莫名其妙又疯疯癫癫的状态被称为"魔"。而人一旦着魔，就会胡言乱语，就会口若悬河，就会大言不惭，就会忘乎所以，就会不辨东西南北，不顾春夏秋冬。这个状态被称为"魔"。魔、魇，是大麻的迷幻小江湖。

大麻是老天爷赐给人类的一个礼物，当然也有说这是大地给现代人类带来的诅咒。大麻自从被人类认识后，就是毁誉参半的一种植物，一种让人摇摆不定的植物，一种令人爱恨交加的植物。现代社会对大麻的看法存在着巨大的跨文化差异，但毋庸置疑的是，大麻在医疗、仪式和娱乐等方面的利用已长达数千年。

　　植物界中越是美丽的花花草草，多多少少都带有与生俱来的毒性和百兽不敢乱碰的刺。不知从什么时候开始，它们就自带了盔甲和迷惑的外衣，像生长在半荒漠草原的狼毒花，以及艳丽无比的罂粟。

　　罂的本义，与现在的罂粟无关。它由两个"贝"和一个古老的"缶"构成，最早指一种瓦器，似一种大腹小口的瓶子或是瓮子，古人用来盛放酒水、食物和一些大大小小的宝贝。粟即粟米，五谷之一。后来人们见罂粟果实形如囊，中有粟米，故如是命名。

　　罂粟的别名繁多，如米壳花、罂子粟、御米、象谷、米囊、囊子、阿芙蓉，可见早先的人类是把罂粟视为一种粮食，后来的统治者也明白罂粟的特殊作用，而将其列为贡品之一，才有了流

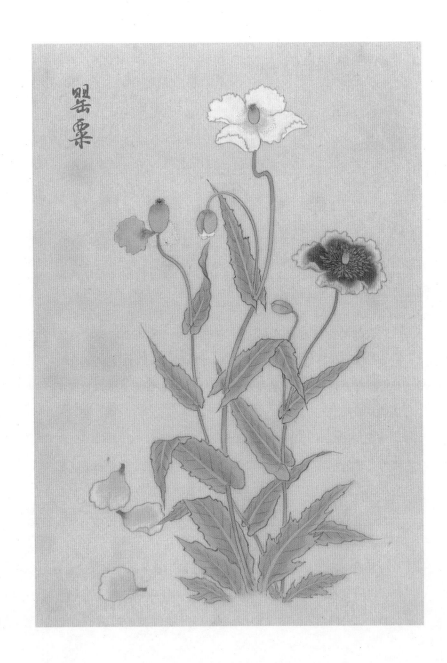

罂粟

传后世的"御米"的称谓。

截至目前的考证中说，中国没有原生的罂粟。考古学家在瑞士发现了新石器时代罂粟种子和果实的遗迹。令他们更为惊异的是，这些罂粟的遗迹竟然还是属于人工杂交种植的产品，也就意味着古代人类可能已经发现了关于罂粟的"秘密"。五千多年前的苏美尔人曾虔诚地把它称为"快乐植物"，认为是神灵的赐予。古埃及人也曾把它当作治疗婴儿夜哭症的灵药。公元前三世纪，古希腊和古罗马的书籍中就出现了对鸦片的详细描述。大诗人荷马称它为"忘忧草"，维吉尔称它为"催眠药"，有的奴隶主还种植了一些罂粟，当然只是为了欣赏它美丽的花朵。

当历史的车轮驶进十九世纪的时候，人们终于发现了罂粟竟是悬在人类头上的一把达摩克利斯之剑。因为，它在为人们治疗疾病的时候，在让人忘却痛苦和恐惧的时候，也能使人的生命在麻醉中枯萎，在迷幻中毁灭。可悲的是，人类的自私与贪婪又一次战胜了理性与道义。早期的殖民者在禁绝本国人民吸食鸦片的同时，也把灾难引向了整个人类。

十九世纪中下叶，早已在本国禁烟的大英帝国在它的殖民地缅甸，发现了一个种植鸦片的好所在。从此，在世界的版图上逐渐形成了一个被后人称作"金三角"的地方。

罂粟是何时传入中国的，有说张骞始，唐兴起。之前的记录寥寥无几，仅查到东汉名医华佗用大麻和经过处理的罂粟来用作麻醉，以进行外科手术。自唐朝开始，有关罂粟的史料多了起来。据史书记载，唐朝乾封二年（667 年），拂霖国（东罗马帝国）遣使献底也伽。底也伽是古代西方的灵丹妙药，它的主要成分是鸦片等，可以治痢疾、解除中毒等。当时的"底也伽"被进贡给唐高宗李治以医治头晕目眩。

陈藏器在其《本草拾遗》中记述了罂粟花的特点，他引述前人之言说："罂粟花有四叶，红白色，上有浅红晕子，其囊形如箭头，中有细米。"不仅如此，对如何种好罂粟花，唐人也有认识，唐文宗时郭橐驼在《种树书》中指出："莺粟九月九日及中秋夜种之，花必大，子必满。"作为一种观赏植物，时人在诗词中多有吟咏。雍陶在《西归出斜谷》中写道："行过险栈出褒斜，历尽平川似到家。万里客愁今日散，马前初见米囊花。""米囊花"，即罂粟花。

罂粟的药用价值自宋朝开始记录繁多，王璆在《是斋百一选方》中清楚地记录了罂粟治痢疾的处方。明初的医书《本草发挥》以"罂粟壳"为药名进行了记载，罂粟壳具有敛肺止咳、涩肠、定痛的功效，主治久咳、久泻、久痢、脱肛、便血、心腹筋骨诸痛，现在临床上用的止咳药可待因、镇痛药吗啡均来源于罂粟的提取物。但古代中医对罂粟的巨大副作用已有初步的认识，如名医朱震亨指出："其止病之功虽急，杀人如剑，宜深戒之。"中医寇宗奭在《本草衍义》中指出："罂粟米性寒，多食利二便，动膀胱气，服食人研此水煮，加蜜作汤饮，甚宜。"

在上文中提到，大麻在近年的文物发掘中，正起着延伸"国货"存续时长的作用，那么罂粟到底是不是外部传来，在中国古代是否有其他名称，是否因其某种特质被湮没在典籍的长河中，对此我持乐观态度。

综合中国上古社会巫医不分的局面，极有可能存在药用植物的崇拜，并隐晦在各类祭祀祝由仪式中。像已在求证中的，乌头、附子可能是萨满昏迷中的致幻剂。春秋战国之后由于儒家思想成为官方主流意识，昏迷幻境所产生的神性遭到了官方"天命"的意识形态抑制，这造成了巫医的分离，并有可能影响到了罂粟作为精神食粮的走向。

我们可以想象，美丽的罂粟为"巫"，高挺的大麻为"觋"。巫觋巫觋，女曰巫，男曰觋，先有巫，后有觋。巫觋们在公众场合祭祀、占卜、驱鬼、治病，借助树木、山峰、巨石、动物有灵的媒介，通天达地，代神言行；缭绕人间，无所不知。使用罂粟制造出的气氛激烈、浓郁的现场，使人忘记饥饿，忘记痛苦，忘记无聊，忘记时节。

斗雪红

寒风凛冽的冬季，雪花白白嫩嫩，漫天飘洒，大地上的犄角旮旯都被雪花不依不饶的顽固劲儿占下了。雪一来，空寂的北方霎时间灵气弥漫村村落落，童音喧闹，墟烟袅袅，白野雾蒙蒙一溜烟跑进天边。

只要你走街串巷，那顽童的脚印浅，老夫的脚印深，车轱辘印长，猪蹄印圆，羊蹄印方，还有像机关公章大的牛蹄印和像鼠标般标致的雀爪印一浓一稀，依稀可辨。

雪一片片地飘，一层层地洒，掉在头上不疼，印在地上不化，落在嘴里不咸。只有月季敢在料峭抖擞的冬天同无休无止的雪花叫板、争艳，独自傲雪怒放。月季也就有了一个雄赳赳气昂昂的名字：斗雪红。

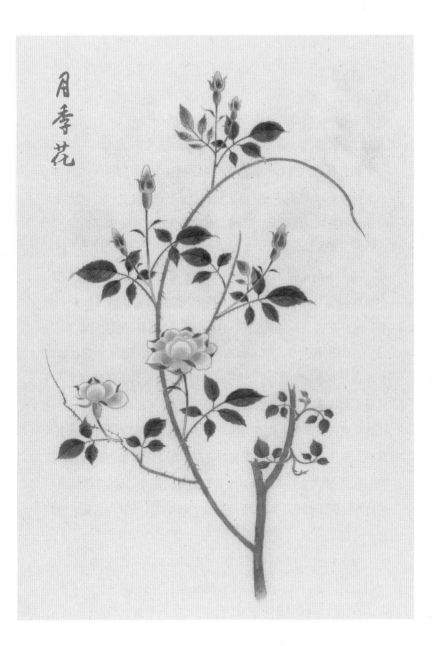

月季花

月季也被称为月月红、长春花、四季花、胜春、月贵红、月贵花、月记、艳雪红、绸春花、四季春、瘦客、痴客。当中，属"痴客"和"斗雪红"最个性十足。天空曼舞的碎雪中，月季瞪着布满血丝的眼睛一直等待大雪消停的一刻。在旷野里十分醒目和耀眼。

我曾经在风搅动雪的高光时刻，在正月十五雪打灯的节日，一览痴痴呆呆、傻傻呵呵的月季与家家户户悬挂的大红灯笼媲美的样子，就像一场偶遇、巧遇，那是老天爷赏赐的眼福。

在《本草纲目》里，李时珍这么说："处处人家多栽插之，亦蔷薇类也。青茎长蔓硬刺，叶小于蔷薇，而花深红，千叶浓瓣，逐月开放，不结子也。"它能活血、能消肿、能敷毒。

月季是有傲气，更有傲骨的一味中药材。迎风斗雪红，几乎都是月季独有的风格，历代文人墨客都有发自肺腑的赞美。唐代诗人白居易对月季有"晚开春去后，独秀院中央"的诗句。宋代苏东坡诗云"花落花开无间断，春来春去不相关。牡丹最贵惟春晚，芍药虽繁只夏初。唯有此花开不厌，一年长占四时春。"

在当初的《本草纲目》中，它的写法还是"鬭雪红"。月季的野性是野生野长，风来风长，雨来雨长，雪来雪长，最配得上这个"鬭"字。

在简化字还没有一统文字的天下时，"斗"字有多种写法，分别是鬥、閗、鬭、鬪，后来全部由"斗"领衔。

再往前溯到甲骨文时期，"斗"和"鬥"则是两位始祖，二字本义各有所指。"斗"的本义是一种盛酒的器具，又用作计量粮食的工具；"鬥"指披头散发的两个人徒手相搏的形象，引申义有对打、比赛胜负、争胜等。后"鬥"加上声符，分化出"閗、鬬、鬪"字，后皆摒弃而只剩下"斗"。

有道，看花不如拈花，赏花不如斗花。斗花、斗鸡、斗茶、斗蛐蛐……在古人眼中，万物皆可"斗"。斗戏，又称斗赛游戏，是我国古代游艺竞技民俗中的重要组成部分。自春秋战国以来，斗戏一直经久不衰，它既是权贵消遣解闷、夸富斗胜的手段，也是百姓日常闲暇、年节期间的娱乐方式。

为了斗花斗草，玩家野客常常寻遍山川林野。苏辙曾在《夫人阁四首》提到："寻芳空茂木，斗草得幽兰。"《刘宾客嘉话录》中也曾记载乐安公主为了赢得斗百草，在端午前就令人前往南海取"美须"。

《红楼梦》中曾描写过一个场面：外面小螺和香菱、芳官、蕊官、藕官、豆官等人，满园玩了一回，大家采了些花草来。这一个说"我有观音柳"，那一个说"我有罗汉松"，那一个又说"我有君子竹"，这个又说"我有星星翠"，那个又说"我有月月红"。月月红、斗雪红，我想文武双全的月季可能在这番"文斗"中完胜。

与雪斗，其乐无穷。在大自然中，你看着斗雪红在跟严寒一争高下，实则是你在跟严寒一争高下，实则是雪中那番月季打开了你心中的冰碴子。

有说，由于成本、保存、供应链等不可名状的原因，我们在七夕或者情人节买到的并非玫瑰，而是月季。假如你收到这份礼，不要不乐意，就凭它一年三季皆肯为你绽放的花期。

男怕柿子

　　近年的秋中到秋末时节，我时常去北京香山。友人去山上赏红叶，我爱去后山拍柿子。即将熟透的柿子挂在赤条条的枝子上，少许喜庆，多些寂寥，与北方北境的意味相同，与传统中国画的意味相同。

　　柿子树是秋季最晚来到的笑声，像是蒙古族长调荡漾在季节的末梢。一个个小巧玲珑的柿子如浓缩的小太阳横跨秋季和冬季，让时空有一个宽敞大气的驿站。一丝丝的暖意融融穿透时空，犹如一支箭悄无声息地射向远方，射向下一个芳草连天的春天。

　　等到落叶零落成泥，肃杀横贯大地，百果凋零、千草肃穆的冬季，依然会有柿子挂枝。当白腻腻的冷霜覆盖人间烟火时，缢痕万千的红柿子像正月十五的红灯笼，喜气洋洋、张灯结彩，散发着温暖，像是寒冬里响声清脆的少女无邪的笑声。

　　柿子与人类相伴左右的历史悠长，李时珍在《本草纲目》中说道，"柿乃脾、肺、血分之果也。其味甘而气平，性涩而能收，故有健脾涩肠、治嗽止血之功。"

　　人类观察柿子树的时间宽裕而且细致，从形状、色泽、口感给人们留下芳名无数。那些五花八门的名称我不太熟悉，但是它们都被记录在案：牛心柿、蒸饼柿、盖柿、塔柿、满红、黄柿、朱柿、𥻗柿、火盆柿、方柿、四棱柿、六棱柿、干瓤柿、火珠柿……按色泽则分为红柿、青柿、黄柿、朱柿、白柿和乌柿；按果实形状，则分为圆柿、方柿、长柿、葫芦柿及牛心柿；生柿收藏后自行变红的叫烘柿，晒干的叫白柿，用火熏干的叫乌柿，水

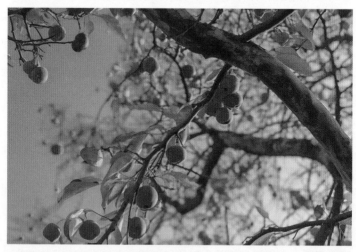

柿子满树

泡储藏的叫酸柿；消耗不掉的则加工成柿子酒、柿子醋、柿子酱、柿子饼、柿子粉。我这个年纪的北方人，无一例外都记得小时候手攥一坨柿饼的满足感，不舍得大口大口吃，只舍得小口小口嗫的满足感。

如今，我们观赏柿子，吃柿子。现在看来，它不像桃子那样爽脆，也不像杏子那样酸软。原来在北方的秋冬季可以代替的水果很少，如今不同了，互联网的发展让南北地区的水果四季不断，柿子们零星留在枝头，成为越冬鸟儿们的食粮。

而在我小时候，娘不让多吃柿子，说是胀肚子，实际上哪里是胀肚子，分明是柿子不怎么够吃。我想起民间还有句俗语，"男怕柿子女怕梨，母猪最怕西瓜皮"。我隐隐约约记得这句俗语，想来，我性别为男，这也可能是没有多吃柿子的潜由吧。

那么，男怕柿子女怕梨，怕的是啥？

一说，柿子总拣软的捏，不能当软柿子。古代男子身为一家之长，崇尚阳刚之气，像《诗经·兔罝》里赞美武士阳刚之美："肃肃兔罝，椓之丁丁。赳赳武夫，公侯干城。"男人养家糊口、打猎比武、守家卫国，被人欺负怎么可以？当软柿子？被人认为一事无成？那是万万不行的，不符合我们男子的人设。

一说，都是谐音惹的祸。说柿子是"失子"的谐音，梨是"离"的谐音，西瓜皮是"剥了皮"的谐音，整个段子差不多就是"男怕失子，女怕离，老母猪就怕剥了皮"。在重男轻女的背景下，家庭里儿子的地位比较重要，养儿防老、教子乐老是根深蒂固的紧箍咒，万万不可让家庭发生丧子的变故。

还有种说法，也是谐音惹的祸。这个更有内涵一点，说，"男怕四字，女怕离，不死也要掉层皮。"这四个字就是"吃喝嫖赌"。在男权社会，引发来自男人的婚变，无非是沾上吃喝嫖赌四个字，沾上了基本等于败家了。而女子一旦摊上离婚，基本是灭顶之灾。

不过，养生专家也有他们的解说。说男人之所以怕柿子，主要是由于男人喜欢喝酒，酒属于大热，而柿子性寒，因此，二者不能同食，否则容易造成肠道梗阻。而梨属于凉性的水果，会导致女人身体更寒，因而女人不能多吃梨子，偶尔加冰糖炖水喝就好。至于母猪害怕西瓜皮，是说西瓜性寒，万一母猪肚子里有猪仔，吃多了西瓜皮，可能会影响猪仔的发育。

看到这里，我本来对最后一种解释更感兴趣，即刻又兴致全无了。

总之，一颗柿子充当替罪羊和挡箭牌也是神奇的。

百病还需

『醫醫醫醫醫醫醫醫醫醫醫醫醫翳』

　　药，古从草木中来。其本义为治病的植物，泛指一切可治病之物。《周礼·天官·疾医》："疾医掌养万民之疾病，以五味、五谷、五药养其病。"

　　药的古字，一个是"藥"，另一个是"樂"（发音同"快乐"的"乐"）。隶变后楷书写作"藥"，从艸（草字头）发"约"声，后变成今天的"药"。也就是，"藥"字本是取材于草，取材于木。

　　后来有句谚语说，良药苦口利于病，忠言逆耳利于行。"藥"的"乐"音也没了，似乎凡是药一定是苦，一定是让人眉头紧皱。

　　医，则从武器中来。医，和它的繁体"醫"本是两个不同的字。简体的医是会意字，从矢在匚（xì，一种容器）中，本义是盛弓弩矢的器具。它的诞生与战争有关，与疾病无关。古代人打仗经常会用到弓箭，受箭伤的士兵就不少见了。取出所中的箭，然后放到一个容器里，这个容器便是"医"。《国语》有云："兵不解医。"这个场景，就是士兵们把装有弓箭等武器的袋子挂在身上，随时准备投入战斗的状态。那个时候，"医"还并非今日的白衣天使，或其治病救人的行为。

殳，是个形声字，从"殳（shū）"，恶姿也。其本义是叩击发声，与治病有关。王育说："殳，病声。"即治病时发出的叩击声，也可理解为病人因痛苦而发出的呻吟声，从医字古义出发，又理解为取出士兵身上中的箭时的动作。"殴"字一路走来，从与治病无关，到与治病有关。

与"殴"在类似环境中一致行动的字大致有以下几个：毉、醫、臤、蟼、瞖、竪、黳、嫛、鷖、瑿。估计还有，但在朝代的更迭流转过程中丢失了。

先说带"巫"的这个"毉"——通"神"之医。医源于巫，今天留存的阴阳八卦、天文地理、堪舆风水、八字算命、面相手相等皆属其相关内容。《说文解字》对此的解释是："巫，祝也。女能事无形，以舞降神者也。"那个时候，天人合一、通天达地的神人，主要靠巫担任。她们的气息、语言、预测、判断、诊断就是不容小觑的能量。大巫通神之法术，大可以布兵摆阵、统治天下、定国兴邦、保人平安；小可以赐人富贵、趋吉避凶、驱魔镇鬼、解除病痛。

再说上"殹"下"酉"的这个"醫"——通"人"之医。酉，古代指酒坛子。《周礼》说："有醫酒。古者巫彭初作醫。"这段话有三层意思：一是"醫"是指给人治病的人；二是最早的医生是"巫彭"（《中医大辞典》称"巫彭，上古时代巫医，相传为黄帝之臣"）；三是"醫"字之所以从"酉"，是因为"醫之性然，得酒而使""医源于酒""酒所以治病也"。

古人很早就掌握了酿酒技术，并且把其运用到医疗当中，内服可活血化瘀、祛风散寒，泡药酒可行药势、引经报使、通行人体十四经脉，外用还可以用来消毒灭菌。曹操当年公务繁忙，患有轻微的抑郁症，怎么治疗呢？说，何以解忧，唯有杜康。喝点儿杜康，一边把抑郁症治了，一边把头疼治了。

毉＋醫＝内外兼修。把二字联系起来看，古人对人的身心的了解程度，至少使用了二元论——治疗心用毉，也就是今天所谓的心理医生；治疗身用醫，也就是用酒来安抚五脏六腑的毛病。

看上去，由医字继续生发而留存至今的文字，大多能据其知道古人用什么材料治疗疾病。

堅。在生活中我们经常会听到人说穷到"吃土"，意思就是说生活拮据到了吃土的地步。其实"吃土"这个词并不是现在才有的，早在几千年前的中医里面，就已经有"吃土"的描述了，并且是"病到吃土"。中药里面的土一般特指"灶心土"，就是农村灶台里面经过长时间的烟熏火燎的土。灶心土在中药里面还有一个很是响亮的名字——伏龙肝，据说现在不做柴火饭了，灶心土也珍贵起来了。且，土之下的很多物质，也是取之不尽、用之不竭的好药材。

蟹，各类蛇虫蛙类是巫医治疗下药的好材料。如蝎子、蛇、壁虎、蜈蚣、蟾蜍等，这类动物的药性和治疗方法在《本草纲目》里都有记载。相对应的，用蛇虫来让人害病的，称为蛊：器皿中毒虫竞食、最后剩下的集百毒于一身的至毒之毒虫。《隋书·地理志》谓："其法以五月五日聚百种虫，大者至蛇，小者至虱，合置器中，令自相啖，余一种存者留之，蛇则曰蛇蛊，虱则曰虱蛊，行以杀人，因食入人腹内，食其五脏，死则其产移入蛊主之家。"《赤雅》："蛊成先置食中，味增百倍。"

礉，今意为黑色美石。实际上，古人早已使用各类矿物治疗疾病，还将金石类的矿物分为内服和外用两种。比如方解石就具备清热解毒的功效，石膏在古代作为内服药帮助病人去火。在治发烧的"人参白虎汤"里，所谓"白虎"就是石膏。

璺，这个字应该诞生较晚，拿玉石治疗疾病，可以归到"礉"的派生。按照民间那句老话：人老三怕，贪财、怕死、打瞌睡。皇家家族的成员，生来要把权力和财宝抓在手中，死后还要把阳间的金银财宝、各类名贵玉石带入天堂，这个璺字，曾让朝思暮想长生不老的帝王们走火入魔。

黶，在文字记载中，有一种解释是治疗黑斑、雀斑的一种方法。这个应该是望文生义，更可能是描述用黑色的物质治疗疾病的方法，譬如墨汁、锅灰、烧焦的粟、稷的种子此类。

嫛，应为瞖的另一种写法。还有一种解释是嫛婗，小儿哭啼。就分类而言，属于今天的小儿科或者妇产科方面。

鷖，青黑色祥瑞大鸟，其常与表羽毛华盖的"翳"混用，又指隐晦不明之症候。

汉字的取材，充满了对天地万物的认知，医不断取材，出没于殹、瞖、醫、瑿、瘱、礘、黳、嫛、鷖、翳，也如药（藥）之取材，一份从草木中，一份从音乐（樂）中。

懒
妇

　　远古时代，母系社会部落里是一个个有系统、有组织的活动区域，过着半共有的粗糙生活。

　　其中，女子负责生儿育女，采集果实，料理部落的衣食住行、吃喝拉撒的琐碎事务。三分之二的社会生产力是靠女子完成。男子负责打猎、捕鱼和与其他部落争斗。打猎不一定次次有收获，争斗不一定都能活着回来。在弓箭和斧头还没有广泛应用到生活中时，男子不是被大型猛兽咬死、咬残，就是摔落山崖失踪，或者被其他部落所杀。男人们活得窝囊透了，没办法，谁控制了经济命脉，谁就有话语权，谁就说了算。

　　商代开始，为了巩固父权制这一重大成果，按照男权社会的需求来塑造女性社会的角色和性别特征，从精神和物质两个层面加深女性对男性的依附。至儒家社会，固化的两性观念形成，并成为一种文化积淀，融入我们的记忆和意识中。

男男女女之事，被隐藏在社会秩序和伦理关系中，在周公之礼、敦伦之事、花街柳巷、巫山云雨、丫头光棍、沉鱼落雁、闭月羞花中，羞羞答答，隐约其现。在民间人们的口头语中，在语言文字文章里，人们把不愿接受的概念进行了藏匿，很多带"女"字旁的字不再是好字，而是龙为大，凤为辅，人间极品是帝王。

"妇女"这个词本拥有相当美好而勇猛的含义，也是被降维得七零八落。妇，人形旁边的"帚"是她们的武器和权杖，也代表了她们权威的身份象征。中国最早的女军事家商王武丁的妻子妇好，曾多次带兵打仗，拓展疆域，还会主持祭祀，掌管神权。

从东汉许慎《说文解字》横空出世的那个年代开始，味道逐渐变得不那么纯正。许慎说，"妇，服也。从女持帚，洒扫也。"《大戴礼记》里也说，"妇人，伏于人者也。"妇的含义也变成了贤良淑德的女性拿着扫帚打扫家务、生儿育女、服侍丈夫。在今天这个时代，妇女二字在被使用时，还是会不小心碰触到所谓黄脸婆、懒婆娘、刻薄人、蒙昧人的范畴。

就连草药中，都有被称为"懒妇"的草，却没有被称作"懒汉"的草。

懒妇草的正规学名是睡菜，又名睡草、瞑菜、醉草等。它生长在太白山一带，是一种稀有的纯天然植物。这种野草开着白色的花朵，天生散发着清香、幽香，一旦站在草丛里，沁人心脾

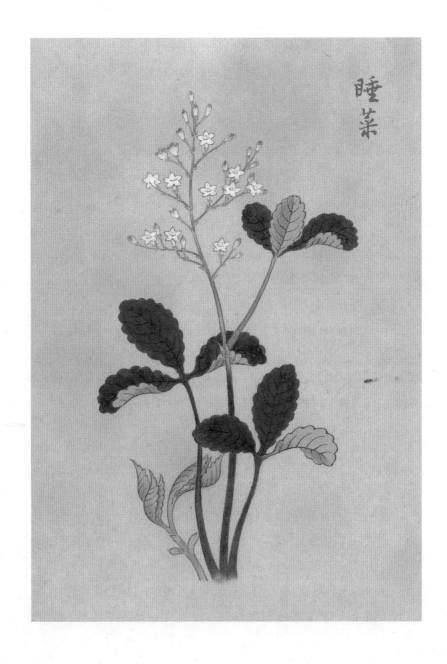

睡菜

的香味会无声无息地扑鼻而来。

从古至今，当地百姓如有失眠、精神障碍等疾病，就用睡菜熬水服用，患者在短期内就能得到康复。老中医们认为此草有镇静作用，能加强大脑皮层的抑制过程，降低反射兴奋性，解除平滑肌痉挛。《本草纲目》记载："治心膈邪热，不得眠。"其白色的花朵又可缓解失眠、睡眠障碍、慌乱、焦虑症以及其他失调病症，同时也可放松肌肉，使内循环恢复稳态。

也许，恰巧是一个失意的小男人的一瞬间的感觉，也许是一个入赘的小心眼的心有不平，因而移花接木、指桑骂槐，为睡菜起了"懒妇"这么个名称，以解心头之恨、之怨、之气。毕竟，在有信史的几千年长河里，给人起名的、给人写史的、给人作诗的，大都是男人。

不仅是"女"，就连"懒"字，在中华文字系统中，也曾被不怀好意地加了女字旁。

《中华大字典》证实："按正字通云：六书无懒字。"最早应是"赖"字被假借，作了"嬾"字，为明确假借义，而加注"女"旁。后来，在先秦两汉时期，"懒"这个俗体字，由"嬾"改换形声字偏旁生成。最早书证为《宋书·范晔传》："吾少嬾学问，晚成人，年三十许，政始有向耳。"先秦两汉文献中罕见"嬾"字，而表示相同意义时多用"惰"和"怠"。如《荀子·非十二子》："佚而不惰，劳而不慢。"

由于几千年来"秀才认字识半边"的心理定式，"嬾"字部首从"女"，容易让人联想起来，说明还是"女人懒"，也便更符合社会中的一些思维定式。

许慎、段玉裁都曾说，女性多怠，所以是"嬾"。古代很多含贬义的词都和女性有关，这是男尊女卑观念在汉字形体构造上的反映。如：婪、妒、妄、妨、奴、奸、妖等。

细细翻来，三国时幽州方言中有"嬾妇"一说，如《毛诗草木鸟兽虫鱼疏》中，有"趋织鸣，嬾妇惊"。嬾妇，可不是要赖的女人，也不是懒惰的女人，而是凝神休憩的女人，在这里特指被惊动的蟋蟀。

因而，懒，本义为女子不慌不忙、慢条斯理貌；懒妇，我宁愿理解为心神笃定的好女子。

生殖神话

西周时期，我国出现了最早的医学分科。《周礼·天官》记载，周代分医学为食医、疾医、疡医和兽医四科。疾医相当于现在的内科医生，疡医负责治疗肿疡、溃疡、金疮、折伤等外科疾病，食医大概相当于现在的营养医生，兽医与当今同。

那个年代已经有了妇科的萌芽，但是还没有具体的分科，其关键字不是"妇"而是"产"，关于难产、种子和胎教的记载在《史记》中有出现。《列女传》说："太任，王季娶以为妃……及其有身，目不视恶色，耳不听淫声，口不出傲言，能以胎教子，而生文王。"这算是胎教理论的雏形。

战国时期《黄帝内经》中则有了系统针对妇科病理的诊断及治疗，提出了妇女的解剖、月经生理、妊娠诊断等基本理论，并分析血崩、月事不来、带下、不孕、肠覃、石瘕等病理。《黄帝内经》还记载了第一个治疗血枯经闭、调经种子药方——四乌贼骨—芦茹丸。

也是有赖于太史公，我们能找到秦代关于妇产科病案的记载。据《史记·扁鹊仓公列传》记载，太仓公淳于意首创"诊籍"，其中"韩女内寒月事不下"及"王美人怀子而不乳"的病案，是妇产科最早的病案。到了汉代，在医事制度上则有了"女医"，药物堕胎、连体胎儿、手术摘除死胎等首见记载。

马王堆汉墓出土的文物中有《胎产书》，约成书于公元前 2 世纪，是现存最早的妇产科专著。唐代以后，相关医事制度专著多了起来、完备了起来。到了宋代，妇产科已发展成为独立专科，列入国家医学教育规定设置的"九科"之中。像杨子建著《十产论》，成书于公元 1098 年，详细介绍了正产、伤产、横产、倒产、偏产等情况与疗法。

古代妇科，主要是"产科"，古人虽然重视"产"，但不代表就会高看"妇"，反而将月事、分娩归入禁忌的范畴。

《说文解字·女部》："姅，妇人污也。"姅，女子带下所流之血。古时固有的思想就是，女子的经血、产血、羊水以及胎衣都是污秽之物，碰之则会遇到不祥之事，于是为女子的生理现象立下了许多条条框框的禁忌。《说文解字》也记载了，妇女在经期不得参与祭祀之事。《汉律》也曰"见姅变不得侍祠"。

明代李时珍《本草纲目》论"月水"条，也足以反映这种观念："女子，阴类也，以血为主……月事一月一行，与之相符，故为其不洁，能损阳生病也。"当时民间的古医籍、风俗、信仰、禁忌等各类书中，也有许多关于妇女经血为恶液、污秽之物的记载，并认为男子需要注意回避经期的妇女，以避免沾染不洁。

母系社会是在什么时候开始拐弯，并拐了一个大弯到了父系社会？时间上非常模糊，笼统地说，它可能出现在夏商周之前的任何一个节点，可能几千年，可能几百年，可能有战争，可能有灾难。

最早的神话传说中，女娲化生万物，地位非常高，在三皇之上。那时，女娲的神话里并没有伏羲出现，而是在进入父系社会之后，当权者为了稳固权威，从而进行的修改。父权、夫权、男权成为三副牢牢压抑着女娲神话发展的枷锁。

在儒家与史家的通力配合下，改一改版本，赶紧推出伏羲。说：传说中伏羲、女娲既为血亲又为夫妻，均为一家人，有时两个人都被列入三皇，有时只选一人作为代表位列三皇之中。

再往下改一改，降一格更好。说：《尚书》在经书中的显赫地位，使得它所宣传的伏羲、神农、黄帝三皇观点为大多数人认可，而且女娲所在的是母系社会，之后是父系社会，以男为尊，所以就直接列于三皇之下了。

而远古那些大神，那些大帝，那些真人，都不是他娘生的，说，盖天地所生。

能够成为一位神，一定得先天便具有孤僻的性格、孤独的特质和孤傲的相貌。一神独往独来，不需结伴而行。神的横空出世，不需要什么月事，不需要什么恋爱，不需要什么房事。

王母娘娘是治理天庭、掌管瑶池琼阁的神仙，是天庭神仙中最具代表性的女神之一，她并不需要通过生育的方式来延续神系。在天庭，有亿万神仙都生活在这里，他们通过更长久、更熟练的修行，将自己灵魂中的力量不断传递给下一代，从而完成后代的传承。

释迦牟尼佛从肋骨里穿越到人间。记载中，佛陀化乘六牙白象，象口含白色莲花，从摩耶夫人的左肋入胎，记住是从左肋进入，似乎又能嗅到亚当和夏娃的味道。摩耶夫人途经兰毗尼园，于无忧树下诞下太子悉达多。据记载，其自摩耶夫人右肋而出，下地能走，周行七步，步步生莲，乃遍观四方，一手指天，一手指地曰：天上地下，唯我独尊。这时有两条龙，一吐温水，一吐凉水，给他洗浴。此日即为浴佛日。

至于那些帝王，《史记·殷本纪》写道"三人行浴，见玄鸟堕其卵，简狄取吞之，因孕生契"，商人的祖先是简狄吞食了一个玄鸟之卵而生。"姜嫄出野，见巨人迹，心忻然说，欲践之，践之而身动如孕者"，周人的祖先稷是姜嫄踩了巨人脚印生的。秦朝祖先可不是一般人，也是"玄鸟陨卵，女修吞之，生子大业"，这同商朝祖先一样。汉高祖刘邦则是龙生的，"其先刘媪尝息大泽之陂，梦与神遇。是时雷电晦暝，太公往视，则见蛟龙于其上。已而有身，遂产高祖"。

大神、大帝诞生的前夜，要么没有母亲，要么母亲是神明、神龙、神仙的通道。娘胎里生？不行的，必须是背景深厚到无法理解，凡夫俗子琢磨不透，必须是对正常人、对芸芸众生思维模式的一次颠覆和摧毁。

说起来很简单，细细琢磨，背后全是繁文缛节。

古有所谓的"宁医十男子，莫医一妇人"一说，到明清更甚。是什么把"妇科"变成"哑科"？ 人顾左右而言他，说是天知道、鬼晓得。

羊不吃草

在典型草原和荒漠、半荒漠草原中，常常看见黄杜鹃。牧羊人、牧马人和牧驼人从近处走过，一簇黄过牛屎的黄杜鹃十分亮眼。偶尔，黄杜鹃也有红色的，是的，"黄"在这里不是形容词。

草原上，狼吃羊，羊吃草，草吃水土，天经地义。然而黄杜鹃却让羊群敬而远之。所以它有了一个直白露骨的名字：羊不吃草。其他的名称还有羊踯躅、黄踯躅、闹羊花、惊羊花、老虎花、玉枝等。单看不同地域、不同的牧羊人对黄杜鹃的叫法就明白，羊踯躅、黄踯躅、闹羊花、惊羊花、老虎花等名称的含义是，羊一旦啃咬，呜呼哀哉是一定的。

现在的羊，无论出现在草原还是村庄，大都算是家羊、驯

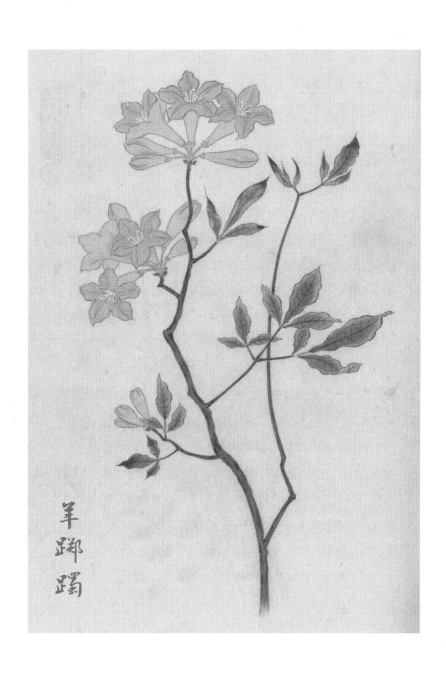

羊踯躅

化后的羊。家羊是比较脆弱的，网络上时常看到交流羊生病的帖子，有吃了初春时节有毒的花草或树叶中毒的；有吃了被洒有农药的杂草引发中毒的；有的因为突然补充盐分或饲喂含盐饲料，又未补充足够的饮水，而引发中毒的。甚至有种恐怖的名称"疯草病"，是因羊采食了某些棘豆属和黄芪属植物而引起的。人不禁感叹：羊也太脆弱了。

　　人类驯化羊的历史可以追溯到大约一万年前，在这之前，野生的羊是一种独立、不受人类控制的生物，灵性十足。我国古籍中记载了一些旁证，能看出先民早在夏王朝之前就学会了养羊，或者说是驯化了羊。《楚辞·天问》中说，夏启在征服了有扈氏后，把俘虏罚作"牧竖"，强迫他们成为从事放牧牛羊的奴隶。这就是说，我国早在夏朝就有专为贵族饲养牛羊的奴隶了。《周礼·夏官》也记载着羊作为祭品的使用："羊人掌羊牲。凡祭祀，饰羔。祭祀，割羊牲，登其首。凡祈珥，共其羊牲。宾客，共其法羊。"

　　人类在提高捕捉和驯化技术的同时，将大自然的条件和羊的环境都改变了。西北农林科技大学教授姜雨带领团队长年研究羊群的驯化基因变化，他的结论是，"对山羊来说，在驯化的最初几百年甚至几千年中，是一个从自由活动的野生环境向高密度、易发病的人为环境急剧转变的过程"。他们的研究，佐证了人们对获取具有抗病基因的健康动物的渴望，也佐证了人工选择和物竞天择之间的复杂局面。

想来，神农尝百草的传说中，李时珍辨百草的历史中，依稀有幅画面：人误食了黄杜鹃，开始腹泻、呕吐；羊误食了黄杜鹃，倒地抽搐，踯躅而死。

在一株草的分类学上，按照毒性和药性的轻重缓急，古人遵循孔子的"君君，臣臣，父父，子子"，将草分成三六九等，尊卑有序。《神农本草经》中所说的"上药"基本无毒，久服不伤人；"中药"则无毒或有毒，斟酌其宜；"下药"多毒，不可久服。

黄杜鹃的整个植株包括花朵都是有毒的，如果误食，口腔内会有灼伤感，严重时会出现流口水、恶心、呕吐、腹痛，进而会出现心脏不适的症状，严重者会导致死亡。不过，是毒是药，还在于使用的方法。《本草纲目》中讲到，以黄杜鹃为材料做药，可主治风痰注痛、风湿痹痛。1977年版《中华人民共和国药典》曾收载过以黄杜鹃为原材料的注射剂，能够治疗心动过速、高血压等疾病。

黄杜鹃这个名称，与赏花人、养花人有关；羊不吃草这个名称，与牧羊人、驯羊人有关；羊踯躅这个名称，与采药人、行医人有关。养花人、牧羊人、采药人，是三个维度的人，是带着各自的经验各说各话的人。

试想，还有一种可能性，在半荒漠草原中，羊群行路半天。原来的牧草被牛马羊过度采食、践踏，草原露出斑驳的面孔，现出粗细不等的泥土和沙砾，并持续沙化。水草淡薄，羊群饥不择食。

　　这时的草原出现了大量的狼毒花。这种花，也是草原蜕变成沙漠的最后一道风景线，因此有人说狼毒花比狼还毒，给人带来的是恐惧和死亡的威胁，是绿色变荒漠的绝望和无奈。

　　红色的恐怖的狼毒花，恶劣得如此明显，羊见到后躲得远远的，惹不起还躲不起吗？但是，饿啊。在斑驳陆离的草原之路上，另有黄杜鹃一簇簇，一片片，一团团无所顾忌地盛开怒放，预示着这里曾经也是牧草茵茵，风吹草低见牛羊。

　　吃呢，还是不吃呢？

　　想吃又犹豫不决，想啃又踟蹰不前，犹豫彷徨。

　　也许这是羊踟蹰的另一番来历吧。

嘎嘣脆

二十世纪八十年代初，新华社九号楼，也是记者招待所，南来北往的记者们来到北京，都要在宣武门西大街 57 号的九号楼住宿。一到十月金秋时节，一种被称为心里美的绿皮红心的萝卜，会由后勤部门免费送给记者们品尝。一口咬下去，味道还没出来，声音先行一步，距离耳郭最近的一声嘎嘣脆，伴随着微微凉的天气，好似一个微笑，一句问候，让你浑身上下舒坦。北方的同事笑称：萝卜不糠生活康！

萝卜前面的定语多，朋友们随口就能说出一两个，可见其江湖地位着实可以。在南北各地的称谓有：北京心里美、北京炮竹筒、蓬莱春萝卜、南京五月红、南京扬花萝卜、杭州小钩白、杭州笕桥大红缨萝卜、广州蜡烛趸、上海小红萝卜、烟台红丁、济南青圆脆、石家庄白萝卜、成都春不老萝卜。而享誉南北的要数天津沙窝萝卜，自古就有"沙窝萝卜赛鸭梨"的美誉。这种萝卜外形有细长端正的，有圆乎乎喜感十足的，口感脆嫩、甘甜多汁。

然而"嘎嘣脆"这个纯粹的坊间花名，不只是形容萝卜，更会让人先想起一口下去感官的舒爽。名称带来的回忆大不如感官带来的回忆，现在回想起来，嘎嘣脆走过了我童年的日子，上学埋在桌子底下偷吃的日子，在新华社当记者的日子……回忆交感着口感、视觉、听觉、味觉，演奏起一首时光的快乐交响乐。

在今天，萝卜的"卜"和占卜的"卜"是同一个"卜"，但古义毫无关联。在汉字简化前，萝卜的繁体为"蘿蔔"，是的，就是看起来非常像"葡萄"的这俩字。在《尔雅》里面，管萝卜叫"芦菔"。到了《诗经》里面，有"采葑采菲"，"菲"即萝卜。宋代苏颂著的《图经本草》里"莱菔南北通有，北土尤多"，"莱菔"就是萝卜，音同那个非常吉利的词"来福"。到了明代，李时珍则是特别注解了一下"莱菔乃根名，上古谓之芦萉，中古转为莱菔，后世讹为萝卜"。

从文字学角度看，萝卜一路走来，先后被称为莱菔、罗服、葖、芦萉、芦菔、荠根、萝瓝、雹葖、紫菘、紫花菘、温菘、萝苗、楚菘、土酥、葵子、萝葍、秦菘、菜头、地灯笼、寿星头、萝白、地酥、紫华、大根、雹突等。还有古人将萝卜按四季取名：春曰破地锥，夏曰夏生，秋曰萝卜，冬曰土酥。诸多名称乍一看，真会以为是何等珍稀美肴。

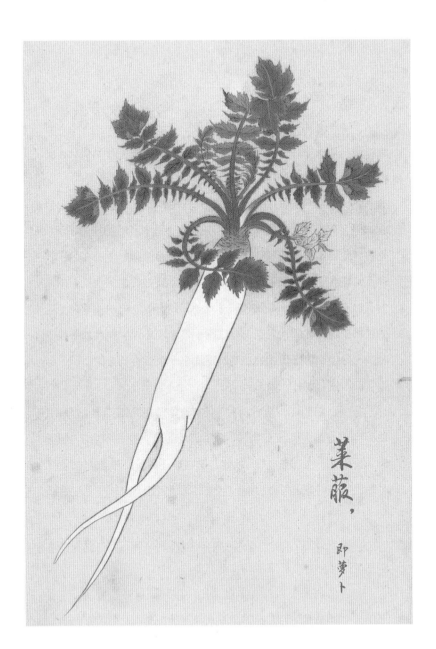

菜菔，

即萝卜

虽然萝卜的"卜"和占卜的"卜"古义毫无关联，但不代表萝卜就不神秘、不哲学、不吉凶悔吝了。

萝卜一大半长在地下乘凉，头顶着绿葱葱的叶子晒太阳。恰恰是一半大明，一半大暗；一半与空为伍，一半与地苟且；阴阳一体，苦辣甘甜一体。

古人掌握阴阳的概念，应该不止五千年，这是另外一个话题，但至少有两个字可以佐证：坔、墍。这两个字发音都是地，是古"地"字原来的写法。坔是阴地，墍是阳地。生长在地平线以下，埋在土里的植物大多是阳性植物，譬如花生、地瓜、胡萝卜、白萝卜、人参、肉苁蓉、甘草、马铃薯等。这一类埋在土里的植物，越往北阳性越强，越往南阳性越弱。而生长在地平线以上，充分接受雨露阳光的植物，反而呈现阴性特征，像椰子、榴莲、菠萝蜜、荔枝、西瓜。

土中属阳的好物萝卜，在《本草纲目》里被记录为"根辛、甘，叶辛、苦，温，无毒"，熟食"大下气，消谷和中""制面毒，行风气，去邪热气"。除此，李时珍还评价一根萝卜："可生可熟，可菹可酱，可豉可醋，可糖可腊，可饭。"

萝卜可补气，也可泄气，有进有出，大开大合，效力不亚于豆类，这一点可能很多朋友都有所体会。

有一年的夏天，我乘坐绿皮车出差。等待补票期间，到餐车要了一瓶啤酒，买了两包有芥末味道的豆类小吃佐酒。列车员把补好的票交给我时，列车已是在满天繁星笼罩下一路前行。我爬到上铺，裹上薄薄的被子进入梦乡。清晨时分，伸伸懒腰，听到对面上铺幽幽的声音："同志，你昨晚吃什么了？"我说："喝了一瓶啤酒，吃了两包豆子。"他接着说："你昨晚一共放了97个屁，我一晚上没有睡好觉。"我连声道歉："对不起，对不起，对不起。"

事后，我想起一个关于靴子的故事。某人住在一楼，另一个人住在二楼。楼上的人每天是先扔一只靴子，再扔第二只靴子。楼下的哥们儿，只有听到第二只靴子的落地声才能呼呼大睡。

这个世界无奇不有，有数数的，有数钱的，还有人，真的帮你数屁的。

现在的人，不大会把萝卜当水果吃了，不然，萝卜加豆子，更是难为了对面上铺的朋友。

驴夹板

外孙女小时候指着电脑上的照片问我："姥爷，驴脖子上为什么要放一个面袋子？是为了走路的时候有粮食吃吗？"

我说："这是驴夹板，你看到的软的是放在里面的套包，还有外面硬的木头做的就是夹板，驴子往前走，通过夹板给力，驴车就可以前进了。这样就可以控制驴子，驴子也不至于太难受。"

《本草纲目》中的紫菀，就有别称是驴夹板菜、驴耳朵菜、青牛舌头花、山白菜、青菀、夜牵牛等。紫菀有治风寒咳嗽气喘、虚劳咳吐脓血之功效。每年10月下旬至翌年春，待地上部分枯萎后，挖掘根部，除去枯叶，将细根编成小辫状，晒至全干。李时珍言"其根色紫而柔宛，故名"，因其以根入药，许是采药人、用药人见其花心用其根，色泽形态像是一位端庄秀气的

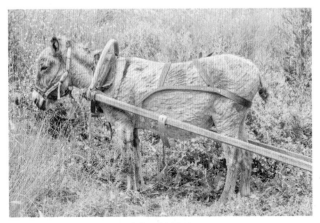

套上了夹板的驴

大家闺秀，取此雅号。

　　紫菀、紫菀，这样的称呼对于我这老汉来说太雍容华美，反而是驴夹板菜、驴耳朵菜一眼就记住，毕竟它们来自我的真实过往。

　　二十世纪七十年代初，我在内蒙古下乡，最初分到的农活，是赶着知青农场的一头毛驴车给田里送大粪。驴车每次都要经过一个居民区。这次，毛驴不知发什么疯，忽然不听招呼，冲上一个斜坡，驴车瞬间翻倒，大粪汤子恰好对着一户人家的菜窖口一股脑地倾倒进去。驴因为被夹板控制住，蹬着四蹄，嗷嗷吼叫，难受得很。一身粪汤子的我，翻倒在地、四蹄朝天的驴子，还有

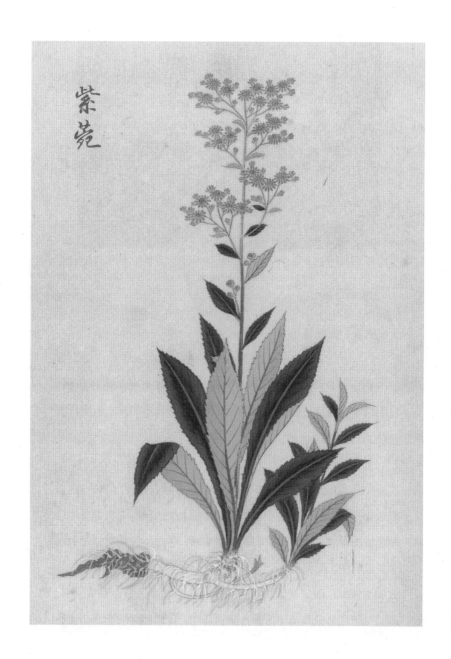

紫菀

被灌满粪汤子的菜窖。要多狼狈就有多狼狈。

在农业机械化以前，无论是耕地还是运输，牛、马、驴是最常见的牲畜动力工具，而套包子和夹板就是连接牲畜和劳动工具的配件，起到保护和固定的作用。对进入人类农业生态中的驴来讲，这两根扁形的硬质的木板，就是一副必佩戴的枷锁，而且要长年累月地戴着。

驴夹板不仅使"紫菀"的外貌更加形象生动，也在中国古代出行史上贡献巨大。在古代，尤其唐宋时期，驴是平民百姓最常使用的出行工具。

驴还有一个奇特的名字叫"卫"，唐人尤其称驴为卫。据宋高承《事物纪原·虫鱼禽兽·卫子》说："世云卫灵公好乘驴车，故世目驴为卫子。或曰，晋卫玠好乘跛驴为戏，当时称驴为卫子以讥玠，故有蹇卫之称。"明王志坚《表异录·毛虫》也说："驴曰卫子，或言卫地多驴，故名。或言卫灵公好乘驴车。或言卫玠好乘跛驴。"

古代女子老人出行一般多骑驴，比如著名的张果老倒骑驴。骑驴似乎也是神仙和隐士的标配，《水浒传》引首中写道："那时西岳华山有个陈抟处士，是个道高有德之人，能辨风云气色。一日骑驴下山，向那华阴道中正行之间，听得路上客人传说，如今东京柴世宗让位与赵检点登基。那陈抟先生听得，心中欢喜，以手加额，在驴背上大笑，撷下驴来。"陈抟也是历史上确实存在的半仙人物。

乘驴出行、驴拉车的场景，在北宋很多名画上经常出现，如范宽的《溪山行旅图》。如王安石那样的宰执大臣，退下来后仍旧是骑头毛驴在金陵转悠。驴作为骑乘工具，速度比牛快，耐力比马好，便于饲养，价格便宜，各种道路都可以走；而且驴的性情也较马温顺，骑起来更安全，不仅车可以租赁，"租赁驴"也应运而生。驴车，就是那个年代的平民"滴滴出行"。

相比起在文字中车载斗量、多如牛毛的对马的评价，对驴的就接地气到不能再接了。人们常说，好马配好鞍，没有说好驴配好鞍。过去有首歌，叫《骏马奔腾保边疆》，你不能说成"骏驴奔驰保边疆"，那就闹出大笑话了。

驴给人的印象是温顺、能干、老实，但在文学作品中，凡是涉及驴的词，几乎没个好的，像犟驴、蠢驴、笨驴等等，不一而足，简直是太糟蹋驴了。看那《水浒传》第十九回："别的众人都杀了，难道只惩地好好放了你去，也吃你那州尹贼驴笑！"第四十三回："却恨撞着那驴鸟，我如何敌得他过。"第五十一回："有认得的喝道：'使不得，这是本县雷都头。'白玉乔道：'只怕是驴筋头。'"

现在的人很少见过驴夹板，估计也听不懂那些乡间的段子。农村有俗语，"七个碟子八个碗，驴套包子马夹板""张家长，李家短，驴套包子马夹板"，形象逼真地刻画了拉闲呱、唠闲嗑、瞎扯淡的人，也谈到驴夹板是农村常见的一种工具。还有句歇后语叫"牛犊马夹板——不拘脸"，其实想来倒是挺生动的，是说，给牛犊套上了马的夹板，不合套，牛脾气上来了，遂翻脸不认账起来。

相比起紫菀的大雅，驴夹板菜的大俗，驴耳朵菜的称呼就算是介于两者之间了。并且见驴耳朵菜的名字，就知道起这个名的地区肯定也是大量饲养毛驴的地区。我查了查资料，果不其然。驴耳朵菜广泛分布的地方，都是规模养驴的地方，像渭河流域、黄河中下游平原的关中驴、德州驴，华北、西北、陇东的佳米驴、庆阳驴，也都是一方名驴。

有说，驴是引进品种，是张骞通西域时首次把驴引入中原地区，西汉桓宽《盐铁论》"赢（骡）驴骆驼，衔尾入塞"，以至《史记·匈奴列传》称驴为"奇畜"。

然而，在中国辽宁朝阳半拉山红山文化墓地发现的至少5000年前的大型祭坛中，在祭祀坑中，发现两头驴的骸骨：一大一小两头驴，有部分肢骨和下颌骨。

牲畜祭祀选择驴，在多年的考古中，是首次发现。那么"驴"字的来历变得清晰了：驴，至少在5000年前就出现在祭祀或陪葬中。

驴，在红山文化时代是好物，在"信史"中消失了一阵子，又回到了人们面前。这时候，就说是"引进品种"了。就应了那句"骑驴找驴"。

万岁

在中国信史河流的主干道中，万岁基本是皇帝的代名词，是皇帝独享的一个专用词。在很早的早先，和以后的往后，都不是谁能够独占的。

早见于西周，据《诗经·大雅·江汉》记载，邵虎受封时称："虎拜稽首：天子万年。"起初，万岁仅仅是人们见面时相互使用的问候语，就好像现代人说"你好，吃了吗"，那时候，即使是最普通的百姓之间，也可以互祝"万岁"。

到了汉武帝时，罢黜百家，独尊儒术，"万岁"被儒家定于皇帝一人。从此，"万岁"成了皇帝的代名词，只有对皇帝才称"万岁"。自唐朝起，中国人开始使用"万岁"表达对皇帝的祝福，后来也衍生成为皇帝的代词，其余皇帝的好兄弟、好伙伴们，在周边偶以九千岁、八千岁称。

在翻阅《本草纲目》时，发现有一棵草的别号是"万岁"。一棵草被称为"万岁"，让看够了这个词的人心中一惊。基于当年做记者时形成的好奇心，我又查找了各种资料来验证这个奇怪的草名：万岁的学名叫卷柏，别名则一个比一个神奇，九死还魂草、不死草、回阳草、长生草、万年松等，都是在民间流传甚广的响当当、亮堂堂的南北认可的大名字。

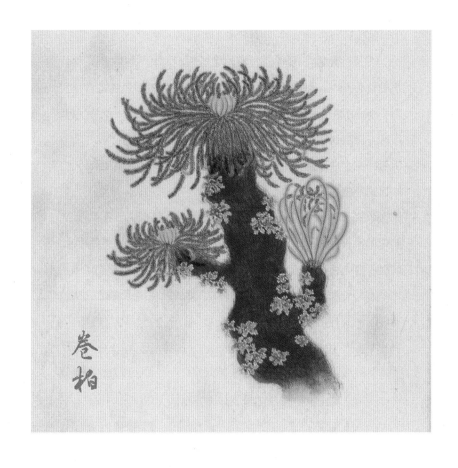

李时珍给卷柏画了一幅素描："卷柏，豹足，象形也。万岁、长生，言其耐久也。"李时珍开出的药方认为卷柏全草有止血、收敛的功效，民间则将它全株烧成灰，内服可治疗各种出血症。

在植物界，卷柏其花不艳，其叶不大，其枝不粗，其根不深。不需要太多的雨水雪水滋润浇灌，不需要肥沃土壤，不需要微风吹拂，不需要细雨绵绵。不惧严寒酷暑，不怕蚊叮虫咬，不吝鸟啄雀叼。随风迁徙，随遇而安。

当代的植物学家曾经对卷柏做过实验和比较。水生植物含水量常为 98%，沙漠地区植物有的只有 6%，木本植物的含水量为 70%~80%。而卷柏含水量降到 5% 以下，仍然可以维持生命。还有人做过这样一个实验：把卷柏压制成标本，保存了几年，拿出来浸在水中，当温度适宜时，它竟又"还魂"，开始无所顾忌、肆无忌惮地生长。

农夫们通过长期观察发现，空气中水分稀少，不再弥漫时，卷柏的小枝就蜷缩成一团，以保住体内的水分。一旦得到雨水，气温一升高，蜷缩的小枝会平展开来，欢呼雀跃。卷柏超顽强的生命力是一个传奇，是一个真实存在的故事，是经历风霜雨雪洗礼后的一个神话。

这万岁又被称作"九死还魂草"，深藏着民间一种默默不言、崇高敬意的含义：不是说这棵草的药效有多么神奇，而是讲这棵草的生命力旺盛到连老天爷都对它网开一面，刮目相看。

一棵草被称为"万岁"，一个人被称为"万岁"，一定是与千家万户有关，关键是，你拿什么来赢得这个民间公认的称呼？凭什么要它世世代代传递下去？人百岁已是不易，千岁不过是一种媚词，万岁更是明目张胆的谎言。

万岁不够，万万岁来凑，人心极尽谄媚之时，便是那一人眼中的万年好盛世。相传，万万岁一称出自武则天。一天，她在金銮殿召集翰林院众学士出题答对。她出了上题：玉女河边敲叭梆，叭梆！叭梆！叭叭梆！众学士搜肠刮肚对答了几十句，武后都不满意，只觉得扫兴。这时，有位惯于奉承的学士看出了她的心思，忙吟道：金銮殿前呼万岁，万岁！万岁！万万岁！武后兴高采烈，推为杰作。

传说大抵为杜撰，听说则听音，人越是不满足于现有地位一心追求登峰造极，能够不可一世的时长越是短暂，就连那存活千百年的松柏，也会在一声惊雷之后戛然寸断。

万岁这个人间称呼，据说是在末代皇帝溥仪手里终止了。其实这个人间称呼，还是让人人年年想、日夜想。在溥仪之后还有一个"皇帝"叫袁世凯，死时仅有57岁，与万岁相差十万八千里。他将自己的大光头与贵金属合成一枚"袁大头"，随着枚数的减少，在古董市场上越来越物以稀为贵。在不能再称皇帝的年份，他偏偏假模假式地真玩起皇帝梦，这场闹剧过后的好处，是彻彻底底地把皇帝这个名称变成一个历史名词。从那之后，再有欲望的人，再按捺不住野心的男人，也不敢把万岁这个名称堂而皇之地安在自己头上。

有些东西，你抛弃就抛弃了，它就没影了，就像早年万岁这一响当当的名字；有些东西，你爱抛弃不抛弃，它就在那里生长着，就好像这卷柏，也好像岸边一艘搁浅的船。

紫苏荏苒

  夏日去老友位于昌平的院子里聚餐，院子打理得井井有条，当季的果蔬交错有致地生长。临开餐，另一位朋友想起来院子里有紫苏，赶忙下地掐了些许来。我们几个都是内蒙古长大的，那一桌午餐，我们一同尝试了一道新菜：紫苏卷阿尔巴斯山羊肉。味道很不错。

  院子里有几株紫苏蛮好的。野紫苏霸占的地方，一般很少有虫子出没，即便拈花惹草的蜜蜂和蝴蝶也不喜欢光顾。这种草的神奇之处在于，它有一种神功，让鲜的更鲜，香的更香，臭的更臭，臊的更臊，几乎就是味道的加速器和气味的浓缩剂。

  你还别说，自然界里，集中香名、臭名于一体的植物，恐怕就数紫苏。它别名有桂荏、白苏、荏子、赤苏、红勾苏、红苏、黑苏、白紫苏、青苏、鸡苏、香苏、臭苏、野苏、苏麻、水

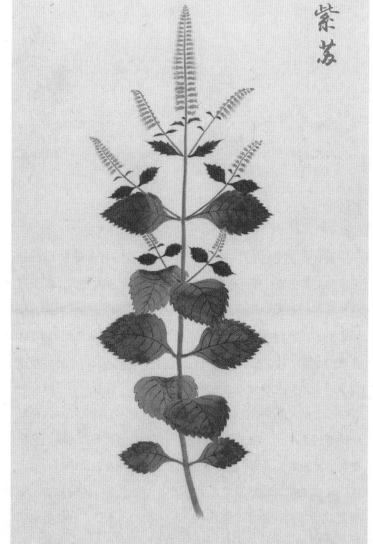

紫苏

升麻、野藿麻、香荽、孜珠等，东南西北的名称大多与其浓烈的气味有关。

在《本草纲目》中，李时珍说紫苏"行气宽中，消痰利肺，和血，温脾胃"，还称紫苏是"纯阳之草"。的确，吃日本料理时，紫苏是吃刺身必不可少的搭配。我理解李时珍说的"纯阳之草"，大约是从这种搭配中来：水中鱼虾蟹贝大多寒凉，搭配紫苏后按照阴阳调和的原理，相互对冲，有益身心健康，味道则是更鲜更美。当然，我国汉代枚乘的《七发》中，早就有吴客向楚太子描述饮食之美，讲"鲜鲤之鲙，秋黄之苏"，意思就是用秋天的紫苏叶搭配新鲜鲤鱼片，这类食用方法应该是日本鱼生文化的前身。

李时珍对野紫苏的使用也是稳准狠，说，凡是有口臭的人找其看病，李时珍早早就递上几片野紫苏的叶子让其咀嚼咀嚼再咀嚼，要是不愿咀嚼，就拿煎的紫苏汤漱口，疗效立显。以臭制臭，以其人之道，还治其人之身。

紫苏，却不一定是紫色的。我国的紫苏品种有两类，叶片单面或双面呈现紫色的为紫苏，古称"桂荏"，而叶片纯绿色的则为白苏，古称"荏"，后来两者统称"紫苏"。

有一浪漫的常用词、也是经典古语"荏苒"，现在作"时光流逝"讲，在古代指代的即特殊的紫苏——白苏。《诗经·小雅·巧言》中有诗言："荏染柔木，君子树之。"《诗经·大雅·抑》中又有诗言："荏染柔木，言缗之丝。"这两句里面的"染"同"苒"，"荏"表示紫苏，也表示柔弱的意思，"苒"是渐渐茂盛意，两个字合在一起，茂盛却又不乏初生植物共有的柔弱，这就是紫苏最好的自然写照。

荏染、荏苒，都能够非常贴切地表达出时光在人与自然中间略过的背景图。

后来，在魏晋时期潘岳的《悼亡诗三首》中写道"荏苒冬春谢，寒暑忽流易"，他用三首诗悼念亡妻，用强烈的哀情感叹年复一年的时光易逝，这便开启了紫苏与时间的象征联系。在棚室栽培被发明之前，紫苏是一年生的草本植物，它的生长周期很短。又在无数诗人细腻的情感中，紫苏的别称"荏"也有了独特的人文沉淀。

至于说"荏"和"苏"之间的转变关系，在汉代学者扬雄的《方言》和晋代学者郭璞的《尔雅注解》中都有大体一致的意见，认为这种转变并非文化的变化和转移。就是说，没有相关文化上的关联，也没有官方正式的肯定，是源自各地民间方言相互影响形成的变化。

我想谈谈这个"苏"字。它的繁体字是"蘇"，异体字则有"囌、蘓、甦、蘸"，字面意思一清二楚，新生、重生。

你试着闭目想一想，寒冬冰封万里，裸露的原野上已无半点声息和动静，猫冬的猫冬，远走高飞的远走高飞，走不了的难道就要坐以待毙吗？自然界的奇特之处在于，蛇有蛇道，鼠有鼠道，天无绝人之路。冰封的河面、湖面貌似光秃秃，无一点生命迹象，河水、湖水的深处，依旧有水草在摇曳、舞动。在稀稀疏疏的水草之间，潜伏许久的鱼儿、虾儿穿梭不停。

这种独有的小生态环境，古人造了一个"蘇"字，寥寥数笔，精雕细刻。有草，有鱼，有苗，佛家称之为涅槃重生，道士谓之羽化归来，民间谓之无常又有常。在"蘇"字中，有什么天大的事，教人熬不过青黄不接的岁月呢？

蘇字的另一种解释是水草沿着水流的方向，有序地展开纹理。你去野外看看，一片紫苏的叶脉恰好也形成水纹的纹理，在晚风吹拂下，忽而向西，忽而向东，节奏明快，韵味十足。

我向来敬佩古人造字时的想象力，在大自然中形成的字之丰富多彩，是今人难以同频的。

急性子

夏秋之交，季节不管不顾地催生起来，植物的果实丁零当啷，透露出归心似箭的情绪。瓜熟则蒂落，该从高高的枝枝杈杈间洒落大地时，没有哪个果实还愿意如巨婴一般赖在树杈的。

夜深人静，万籁俱寂时，听觉似乎是独霸世界的最佳时刻。东有紫花开裂，西有红花膨胀，随心所欲地分布在静夜里，敲打着地平线疲惫不堪的轮廓。花开无声，花开有声，因人而异。有人是听到花开的声音，有人是用眼睛看到花开的声音，有人是感受到花开的声音。

天光放亮，云影游荡时，有一株荚状囊从粉绿色变为黄褐色，它知道自己的种子成熟了，稍稍大点的风也苏醒了，一碰触，囊瓣瞬间向内卷曲，产生一股不可思议的弹力，将里面的种子急不可耐地射向阔野，四散进土壤中，或等待其他生灵将它

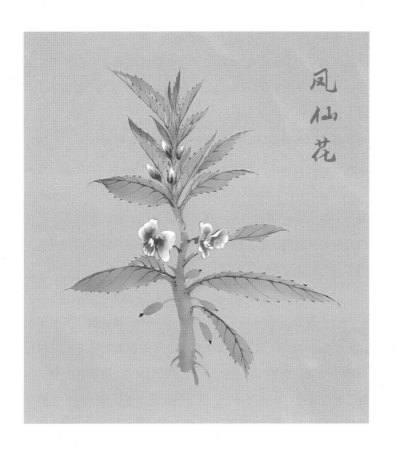

们带往未知的他乡。它被农夫、郎中称为"急性子",也被称为
"别碰我",弹射的时候,它还自带配音。

　　我们习惯了以自身为主体来感受时间的快慢,对于花花草
草基本以月、季、年来观看,摘不摘、采不采,其实不差那几个
小时、那几天。但急性子这种植物,让人得紧紧盯着时辰。若不

然，就如一则小品中小沈阳说的：眼睛一闭，再一睁，没了。

急性子是种子，它又叫凤仙透骨草、凤仙子为多，别名则长长一大串：指甲花、灯盏花、指甲桃花、金童花、海药子、旱珍珠、满堂红、好女儿花……

古人喊作急性子，除了这种子会急匆匆弹射出来，还指其在医治某些疾病时疗效神速。现代中医一致认为"急性子"对破血、软坚、消积、经闭、噎膈、难产等有奇效。李时珍在《本草纲目》中也说，"其性急速，故能透骨软坚，庖人烹鱼肉，硬者投数粒即易软烂，是其验也"。急性子，名字和药性保持得非常同步，也便算是急到了点子上。

在人类世界里，"急"这个字总不如快、骤、猛、烈来得正面，用急字组词一般都是慌里慌张、中心飘移的状态，就像我们熟悉的狗急跳墙、心急火燎、燃眉之急、气急败坏、急于求成、病急乱投医、操之过急。从传统文化上看，急字对注重修身养性、秉持中庸之道的人而言，是大忌，是时时刻刻要保持警惕的东西。《菜根谭》里说："岁月本长，而忙者自促；风花雪月本闲，而劳攘者自冗。"

不急，是个奢侈的东西。

畜牧业社会，牛羊遍野，芳草天涯。牧羊人的一声吆喝，一根鞭梢炸响，一阵低吟浅唱，无不携带着原始蒙昧的痕迹。一旦定格某个时辰，一幅画，一首诗跃迁千年百年横空呦嗯。

徒步放牧可以写出"天苍苍，野茫茫，风吹草低见牛羊"

的诗句。慢悠悠的风，轻飘飘的云，一声长调，一声鞭梢的脆响，万千牧羊人的闲庭信步勾勒出一个畜牧业社会的大轮廓。闭眼，草原辽阔惆怅；睁眼，牧草茵茵，羊咩牛哞。

骑着瘦马赴任，可以写出"古道西风瘦马，小桥流水人家"的诗句。一连串的蒙太奇组合中，一个人的落寞、寂寞、踌躇、犹豫，散发出羁旅独有的气息。

乘坐一叶扁舟顺流而下，可以写出"两岸猿声啼不住，轻舟已过万重山"的诗句。所谓风动人不动，水流的飞溅，驾舟人的技巧，难以捕捉的速度，畅快淋漓的情绪一股脑地涌进诗句里，成为千古绝唱。

在古人的世界里，似乎是缓而不是急，去决定诗情画意；似乎是静而不是动，去冲破想象力的藩篱；似乎是放而不是收，才能找到思绪与灵魂的落脚点。

今天奔波在路上的人，便是高速公路上的游牧民族。历史上的游牧民族怕的是冰天雪地的笼罩、狼群对羊群的袭击及来自陌生部落的杀戮。除了这些，大部分时光还是悠哉悠哉。高速公路上的游牧民族是职业经理人、货车司机、一日游套餐家庭，他们提心吊胆的事远比远古的游牧民族多得多，大家着急忙慌地奔跑在一个快而焦灼的时代。

一则笑话说道，蛤蟆同麻雀比赛看谁数数快。麻雀伶牙俐齿，一口气数完 1 到 10 的数。轮到蛤蟆数数，则是大嘴一张：二五一十。慢是慢了点，可是，基数大、方法好，仍然超过伶牙俐齿的麻雀。这则笑话似乎是在告诉人们，欲速则不达，事缓则圆、事缓则成是另一种速度观。

也许凤仙花的种子"急性子"的巧就巧在：我是弹出去，而不是跑出去、掉出去、坠下去。如此，他人游泳我驾船，早到对岸着新欢。

决明子

"明目张胆"是一种功效。

古人用眼的时间远比现代人要少得多，即便如此，古人早早发现一种豆科植物决明的成熟种子"决明子"，它是历史上使用最早的眼科药。《神农本草经》称"决明子治青盲、目淫、白膜、眼赤痛、泪出，久服益精光"；《本草纲目》里也说，它具有除肝胆风热、淫肤白膜、青盲的作用；现代中医同样认为其有清肝明目、利水通便之功效——合称"明目张胆"。

决明子

插一句，明目张胆的本义并无贬义，如《新唐书》中"丈夫当敢言地，要须明目张胆以报天子，焉能录录保妻子邪？"指的就是有胆识、有魄力、敢作敢当的气概。

在寻找决明在文字典籍中的来历的时候，牵扯出一番盲区，琢磨一下非常有意思。

有两个字"薢茩"，就是今日浪漫词汇"邂逅"的前身。《说文解字》中解，"薐，芰也。楚谓之芰，秦谓之薢茩。""薐"通"菱"，蔓性水生植物，其性类浮萍，随水漂泊，随聚随散，含不期而遇的诗情画意。"薢茩"演变为动词"邂逅"后，后世仍有用"薢茩"表此义的，如清《厘正按摩要术》里"七月始薢茩于扬州"。

但是在更早的华夏典籍《尔雅·释草》中有"薢茩，决光"，郭璞作注解说："决明也，叶锐，黄赤华，实如山茱萸……关西谓之薢茩。"郭璞的意思是，薢茩就是"决明草"。宋代苏颂在《本草图经》中也是如此认为。

后来李时珍不干了，说"决明有二种：一种马蹄决明……一种茫芒决明……苏颂言薢茩即决明，殊不类，恐别一物也"。

真相究竟是什么，难以还原现场便不得而知。随着"薢茩"退出历史舞台而以"邂逅"面目游走，随着决明有了假花生、假绿豆、羊明、羊角、还瞳子、千里光、夜拉子、猪屎蓝豆、夜合草子等等更接地气的称号，便无人再去刨根问底。

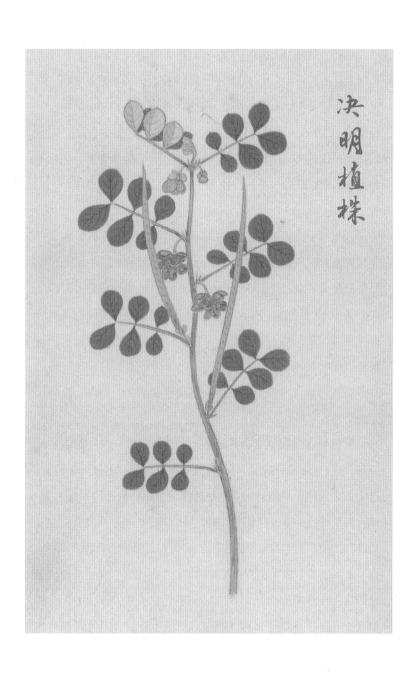

決明植株

不过，决明各地的叫法不一，其中直接与眼睛和光线有关系的名称不在少数。就连"夬"都是文字里的预言家、气象预报员、安全监督员，其甲骨文似人手持一断开缺口的环形物体，即指玉玦。"夬"与偏旁部首接壤，如决堤的决、缺口的缺、快跑的快、秘诀的诀、狡狯的狯、疾疢的疢，都有疏溃补缺意味，决明则如阳光、月光、星光、目光一股脑奔涌而来的画面。

视觉珍贵在，它从先古时期就是世界的延伸。黄帝的史官仓颉据说有四只眼睛，他看见了地上兽蹄儿、鸟爪儿的痕迹，于是便造起文字来。三星堆青铜人像的面孔中，其"纵目"的眼球向外突出10多厘米，有着明显的视觉崇拜。这些传说和文物均有一个共同的特点，那就是均是采用夸张的手法表现视觉，并期望着超越视觉的极限。在《山海经》中还有三只、四只或六只眼睛的鸟以及人吃了可以治疗眼睛昏花的草，也许，说的就是决明草。

我曾经仔细观察过，在地铁上、公交车里，在一切空余时间里，抱着一部手机刷抖音、看快手、打游戏，不分男女老幼，已经成为现代人的明显标志。估计医院里眼科就诊的人数不少，眼科医生也抢手得很。在屏幕端、显示器上，物象景观以假乱真地高频出现，把人围得水泄不通，好像人人都有了千里眼和顺风耳。法国学者居依·德波在《景观社会》一书里，描述一种"通过影像主导的新型社会关系"，在这样的社会里，真正的关系被取代，人对影像认同得越多，对自己的生存和欲望就理解得越少。个人的姿势不再是他自己的，而是展示这些姿势给他看的另外一个人的。

我如今也是老眼昏花，平日佩戴着近视镜，读书时换上老花镜，闭目养神成为一种奢侈，成为一种习惯。静心时，偶尔还能感受到明目：我还想去看看我们庞博的文化遗存，比如阴山、贺兰山、乌兰察布草原等地的史前岩画，想去研究先民的刻画符号以及甲骨文和金文，想去找寻《山海经》《河图》《中山王陵兆域图》《人物御龙图》中那些璀璨的曾经。

趁着有双好眼睛，多多观看啊。

苞茅缩酒

提到楚国，很多朋友首先想到成语。楚人的梗，太多太多，随便问一位，不说筚路蓝缕、竭泽而渔，也至少知道个朝秦暮楚、一鸣惊人。

楚国的发展历史，尤为励志。其巅峰时期的领土面积多达150多万平方公里。而刚建立时的领土说出来都没有人信：只有方圆50里。从方圆50里到150万平方公里，楚国实现了从青铜到王者的成功逆袭。这条逆袭之路包括但不限于：

筚路蓝缕，大致走南下路线迁徙—定居荆蛮之地，颇有母系氏族遗风—民风彪悍，多次抵御商人侵伐—实力举足轻重，身份仍为蛮夷—首领鬻熊成功站队，助姬昌灭商—后代熊绎被封子爵，修成一朝正果—目标进入大国俱乐部，与周室屡起战端—周室由盛转衰，与楚国分庭抗礼—不甘偏居南疆，北上中原逐鹿霸主—游走于春秋俱乐部，吸纳中原文化精髓—忍辱六代，成为春秋最强音。

楚人南迁后与南方的蛮夷部落杂居，但也正是这样的经历让楚人在周朝时期很不受待见，一直到了周成王时期，楚人的首领熊绎才被封为诸侯，给以子男之田，居住于丹阳，这才有了楚国。

楚国建立之后，穷得连祭祀祖先的礼器都没有，能勉强拿得出手的就三样东西：桃弧、棘矢和苞茅。桃弧和棘矢能够消灾除祟，而苞茅束成捆能够过滤酒中的渣滓，这就是祭祀中的苞茅缩酒。首领熊绎凑齐这三样，就去参加周成王在岐阳举行的诸侯会盟。

然而到了会盟的大场面上，出现了尴尬且屈辱的一幕："置茅蕝（苞茅），设望表，与鲜卑守燎，故不与盟。"熊绎没有被允许进殿会盟，而是被安排管理缩酒仪式，和鲜卑部落首领一起守燎祭天。熊绎回到楚国之后，带领楚人筚路蓝缕、以启山林，一雪前耻。后来的楚子熊渠硬气地说："我蛮夷也，不与中国之号谥。"

苞茅，也叫荆草、小白茅草，就是荆山之地的一种禾本科草本植物，至今大面积存在。在《本草纲目》里，它的学名叫白茅，估计是李时珍观察了苞茅生长的后半段，这种植物过了季节，就长出像狐狸尾巴一样的白毛，但这时候就失去了营养和造酒、制药、食用的价值。除了白茅，也称"香茅，一名菁茅，一名琼茅，生湖南及江淮间，叶有三脊，其气香芬，可以包藉及缩酒，禹贡所谓荆州苞匦菁茅是也"。《神农本草经》也记载，苞茅的药用价值是补中益气，还能除淤血、利小便等。通过现代科学手段检测出，这种植物含有芦竹素、白茅素等，是一种药食两用植物。

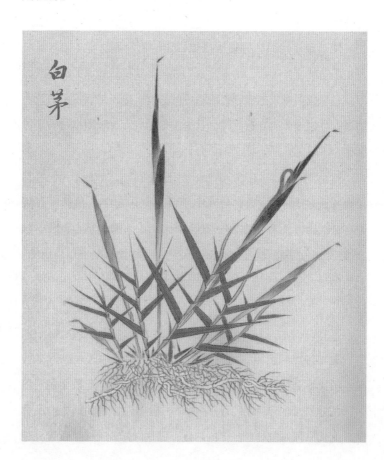

《诗经·白华》云："白华菅兮，白茅束兮"，《尔雅》所谓"白华野菅"，其中白华即白茅，也即苞茅。除了构成美轮美奂的风景画，苞茅在古代也是战马、牛羊的上佳饲料，也是建造房屋的上佳材料。

楚人在使用苞茅的时候，发现野生苞茅既保温、又透气，可滤酒、可出酒，在发酵酒的材料紧缺，粮食产量极低的条件下，楚人把这种材料用到制酒工艺上，后来还应用到蒸馏酒的工艺上。据《左传》记载，苞茅缩酒的价值非常高。利用苞茅做的酒清甜可口，出酒率高，还可以强身健体。苞茅缩酒的创造发明，成为早期楚人发展的重要物质基础之一。

自从发现了苞茅缩酒这一材料及技法，以其为习俗的祭祀逾三千年而未绝，今日尚留有这楚俗遗风。

"苞茅缩酒"仪式，集祈福、舞蹈、歌颂于一身。若在白天，选一个有山有水或草木茂盛的空旷之地举行；若在黑夜，则燃起一堆熊熊大火，作法事者3至5人或5至7人，手执法器，时而围绕火堆转，边唱边舞；时而面对大火，原地唱歌起舞。其主要内容是祭祀神灵，祈求保佑人间或后生太平、为之驱灾消祸、祈盼五谷丰登。

彼时朴实的楚民认为人间的酒是浑浊的，是蒙了尘的，只有通过苞茅这种圣洁的草本植物和过滤其中的流沙这种洁净之物将酒过滤去渣去污，才能将清澈的美酒敬献给天地神灵和老祖宗，以表示自己的虔诚，这样神灵及祖先才会保佑自己康泰，消除其疫灾。

　　至于后来，待楚国兴盛至极，则一边复刻中原诸国的礼仪、饮酒、作乐、穿搭，一边登峰造极地享受金石之声。楚国后期的楚灵王便是患了"中原病"：顺境中成长的楚灵王，就是那个"楚人好细腰，宫人多饿死"的第一当事人。

　　公元前 223 年，铁血的秦，灭了浸礼的楚。元代有个诗人方回说了：有国八百年，终亦化为秦。

　　而苞茅缩酒这一楚人的祭祀仪式，已经成为我们的文化遗珠，散落民间，并神奇地出现在韩国江陵。

祥物蹲鸱

在《本草纲目》里，将芋头称为"蹲鸱"，又叫"土芝"。因其"呈球形或卵形"，所以古人称其为蹲鸱。鸱，鸟类。古，鸱、鸮单独出现，或者鸱鸮一起出现，指猫头鹰一类的鸟，有时指鹞子、鹞鹰、老鹰、鸢鹰。"蹲鸱"十分形象，就是一只蹲坐在树枝的、圆圆萌萌的猫头鹰。

蹲鸱的两种意思完全跨物种，导致闹了不少笑话。《夜航船》里有个故事说，张九龄给萧炅送芋头，写的就是"蹲鸱"。萧炅收到后回复："惠芋拜嘉，惟蹲鸱未至。然寒家多怪，亦不愿见此恶鸟也。"把蹲鸱真的当成猫头鹰了，"九龄以视座客，无不大笑"。

几千年来，民间多认为，猫头鹰是不祥之鸟，民间的传闻就出现了"夜猫子进宅，无事不来""不怕夜猫子叫，就怕夜猫子笑"等俗语。

在古书上更是对猫头鹰进行贬低，把它称为怪鸱、鬼车、魑魂或流离等，象征着厄运和死亡，于是人们就认为只要猫头鹰出现并发出"笑声"数日之内就会死人。因为在当时民众的意识中猫头鹰嗅觉灵敏，能够闻到死人的气息，并因此发出"笑声"。

是这样吗？

1956年，山西二郎坡村两村民，在一壕沟中发现一堆破铜烂铁正欲卖掉，专家从中挑出一造型呆萌的猫头鹰器皿：这是国宝级文物！其中，就有一件形制完好、造型呆萌的酒器——鸮卣。它高约19.7厘米，宽12厘米，形状好像两只鸮背对背站立。它以鸮首为盖，以鸮身为器，宛如战神一般威风凛凛，雄浑大气。这件器物被收藏在山西省博物馆，成为镇馆之宝中的一件。

那么，既然是"不祥之物"，怎会有大量的青铜器皿、酒器、食器这些"重器"和"萌物"纷纷出土？

商代妇好墓中出土了大量和猫头鹰有关的器物，人们认为猫头鹰有可能是战神鸟，因为妇好是她那个时代的军权的象征，其中两件青铜鸮尊就是一个鲜明的代表。要知道，那个时候的青铜器所制作的都是王公大臣们所使用的器皿或陪葬器，谁都不会用青铜去做一些例如饕餮、穷奇一类的恶兽用来使用或陪葬。

在商周时代，猫头鹰的象征出现了分水岭。在商时期，猫头鹰被看作是一种神鸟。商朝崇鸟，"天降玄鸟而生商"，作为鸟

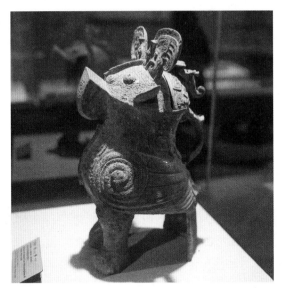

妇好墓出土文物鸮尊

类的猫头鹰也就成为商朝的崇拜对象之一。周代商后，为了全面的合法性，把商的一些文化和象征废掉了。

在我国古代的神话传说时期，猫头鹰作为兼司死亡与再生的命运女神，经常作为图腾被刻画到器物工具上。从史前时代到夏商时代，崇拜神鸟和神圣鸥鸮的传统延续了有5000年之久。

猫头鹰在远古时期作为祥物，应该是东西方是一致的。

远在欧洲的希腊，其战争和智慧女神雅典娜的肩上就有一只猫头鹰。雅典娜是智慧女神，而负责她消息来源的圣鸟猫头鹰，也就成为智慧与博学的象征。

公元5世纪中期，雅典的城邦币，当时最重要的国际通用货币之一，就被设计成了正面雅典娜，背面猫头鹰的样子。

在法国东部城市第戎的圣母院，有一只传说摸一下就能带给人好运的石雕猫头鹰。因为这个传说，这只可怜的猫头鹰已经快被游人摸得都不像猫头鹰了。

猫头鹰的"污化"，至少与历史发展的三重轨迹有关。

首先，随着母系社会的衰落，史前的女神信仰逐渐失传，鸱鸮所拥有的神明特性渐渐被消磨，留下的只有人们对它与黑夜和死亡挂钩的固有认知，与此同时，凤凰的地位与日俱增，但凤凰的地位被排在龙之后。

其次，一个朝代否定另一个朝代，这是历史的惯性。周朝时期，为了消除商朝时期的一部分文化影响，对商之文化打压，有形与无形兼施。《礼记》中就有记载"殷人尊神，率民以事神，先鬼而后礼……周人尊礼尚施，事鬼敬神而远之"，加之周人想全方位代替殷商的迫切想法，此时便出现了很多将鸱鸮视为反面角色的文字文本。

最后，有说《鸱鸮》为周公所作。周公摄政初期，"公将不利于孺子""公将不利于成王"的流言在京畿散播，风言风语不绝于耳。内有管蔡叛乱，外有武庚在东方虎视眈眈，加之成王听信了流言，对周公产生了疑心，周公便用《鸱鸮》这首诗来自述周室将毁、风雨飘摇的危机和自己历尽艰辛、期盼救乱扶危之志向。

这样，猫头鹰的地位就被锚定了。此后，人们对鸱鸮的成见渐渐加深，鸱鸮远古时代的神圣性也就被彻底遗忘。如今，也只有在各种出土和传世的刻画着猫头鹰的器物中，才可窥见猫头鹰昔日的威风与风光。

至于作为芋头的"蹲鸱"，待遇就好很多。《史记·货殖列传》记载："吾闻汶山之下，沃野，下有蹲鸱，至死不饥。"清代陈维崧《满江红·江村夏咏》词："论生计，蹲鸱一顷，菰蒲百亩。"李时珍给蹲鸱下的断语是辛、平、滑，有小毒，可宽肠胃、疗烦热、破宿血、去死肌，茎、叶敷疮肿、治蛇虫咬伤。这么看来，蹲鸱正正经经是多么好的祥物。

徐长卿与鬼督邮

一棵草无名无姓

喊它徐长卿它答应

叫它徐长卿

夜鬼不敢前行

鬼物忽悠鬼物

蛊毒诈唬蛊毒

邪恶气来无去处

遇到徐长卿原形毕露

在《本草纲目》中，以人名命名的草并不多，同有二人的人名或人设的，更在少数。

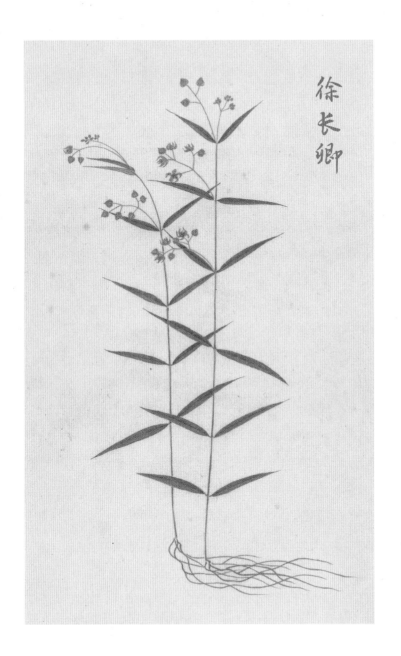

徐长卿

徐长卿，又名鬼督邮、别仙踪、逍遥竹、一枝箭、钓鱼竿、英雄草、九头狮子草、铃柴胡等，是萝藦科多年生草本植物。李时珍在《本草纲目》里写道："按东晋《深师方》，治上气嗽、饮嗽、邪嗽、燥嗽、冷嗽，四满丸，用鬼督邮同蜈蚣、芫花、踯躅诸毒药为丸，则其有毒可知矣。非毒药不能治鬼疰邪恶之病。"

年轻人听到徐长卿这三个字，会想起年少时看胡歌主演的电视剧《仙剑奇侠传三》的时光，里面那个无所不能、侠义心肠的蜀山弟子就叫徐长卿。玩过《仙剑奇侠传》游戏的小朋友为我扫盲说，里面的人物如景天、徐长卿、紫萱、飞蓬、重楼、龙葵等等，都是特地以中华本草为基础起名的。

据说，徐长卿这个名字，比鬼督邮来得早。毕竟它首见于《神农本草经》，并且所列位置是主位，鬼督邮是辅位。文中说，徐长卿是民间郎中，善用这棵草药治鬼物百精和蛊毒，顺带也治疫疾、温疟和邪恶气。不过，就我听过的，已有唐宋两个版本，并且一个治了蛇毒，一个治了胃痛。

唐朝版本的第一配角是唐太宗李世民。文中说，李世民被蛇咬伤，一个叫徐长卿的游医治好了他的蛇伤，碍于药方的保密问题，徐长卿死活不肯交出秘方，也不肯说出草药的名称，李世民的臣子们只好把这棵神乎其神的野草称为徐长卿。

宋朝版本的第一配角当然是宋太祖赵匡胤。文中说，赵匡胤当了皇帝后就得了胃病。不少太医诊治过但都没什么效果。有一天，太医徐长卿看见宋太祖犯病时的脸色和姿态，心中有数了，就跑去野外采了一味草药回来，没想到赵匡胤喝了胃就不痛了。皇上问这个神药叫什么名字，徐长卿说这个药还没有名字。遂，大喜的赵匡胤就以徐长卿的名字命名了。

中国传统文化中，老百姓渴望一个爱民如子的好皇帝，一个侠肝义胆的大游侠，一个悬壶济世的大神医，才导致了徐长卿"穿越"了朝代的局面。

民间传说的版本和演变，有它们内在的动力机制，这个动力有可能来自地域因素，有可能来自阶层因素，有可能来自某些民俗精英的重整重组，加上时代因素，就构成了如今这样一番情节精彩纷呈又难以相互印证和补缺的局面。关键是，你怎么看，怎么有道理、有意思。

如果说徐长卿这个名称以人为本一些，那么鬼督邮这个名称似乎以术为本一些。李时珍说，鬼督邮"专主鬼病，犹司鬼之督邮也"。

古时候，几乎所有的神经和精神疾病，如现代医学所称的癫痫、精神分裂症、抑郁症、神经衰弱等，都被认为与鬼有关，统称为"鬼病"。例如，《医学入门》以"鬼哭穴"治疗"鬼魅狐惑，恍惚振噤"，《备急千金要方》用"茯神汤"治疗"见鬼妄语，有所见闻，心悸跳动，恍惚不定"。还有一些病征如"语多恍惚，善惊失志"，完全符合古代中医所说的"鬼病"。

督邮，是汉代官职名，代表太守督察县乡，宣达政令兼司法等。每郡分若干部，每部设一督邮。这个官职，类似于现在的督查组长、纪检组长、纪委书记，来无时，去无时，行踪神鬼莫测。一些心怀鬼胎的小官吏一听到他们到来就心惊肉跳，吃不下睡不着。

不过，督邮在后来的文学作品中，名声可是不大好。名著《三国演义》中有一个精彩情节"怒鞭督邮"，说，张飞路过督邮居住的驿站，听闻督邮逼迫县吏诬告刘备，百姓帮忙申请明察反倒被督邮门客殴打。张飞听后十分生气，把督邮抓来绑在县门前的马桩上鞭打，打断了十几枝柳条。

陶渊明则是另一位被坏督邮欺侮的名人。说，陶渊明担任彭泽县令的时候，郡里面派了一位督邮到彭泽视察，手下的官员都对陶渊明说："吏白应束带见之"，意思是"你得穿戴整齐去迎接"。陶渊明听后瞬间感觉这形式主义虚伪至极，当即决定辞官回乡，隐居山间，还留下了一句千古名言："吾不能为五斗米折腰，拳拳事乡里小人邪！"

其实，督邮作为一个官职，在隋朝就被撤销了，在当官的历史上仅存在五百年。但是由于其确实槽点满身，又是飞扬跋扈，又是神经兮兮，文人们就把它用上了，老百姓也给它配了个定语"鬼"，还可来一篇"徐长卿暴打鬼督邮"。

不秋竹

　　3000 多年前，古老的黄河中下游，河流纵横，森林沼泽密
布，气候温润，许多野兽、飞禽、鱼类栖息于此，《史记》中谈
到，殷商之地"麋鹿在牧，飞鸿满野"。

　　商代，栖息在中原森林、沼泽、草地中的动物已经有 70 多
种被识别：哺乳类陆地动物象、虎、鹿、麋、兕、狼、狈、狐、
兔、猴、獾，水陆两栖或水生动物蛇、龟、鱼、鼋、鼍，飞禽类
雀、鸡、雉、燕、鹬，家养和驯化的动物牛、马、羊、豕、犬，
以及经过神化的动物龙与凤。

　　同样，商代的中原，历史上竹林茂密。相继出土以竹笋、竹
根或竹林下的其他草本植物为食的竹鼠等动物遗骨骨骼，足以证
明远古时期竹林之丰盛。但是，真正书写商代竹子文明的，还是
甲骨文以及里面的竹部文字，以及隐藏在青铜器背后的竹器物。

《尚书·多士》篇中有"惟殷先人，有典有册"，甲骨文中也有不少"册"字，本义便是系有两道编绳的竹简。《说文解字》谓，"象其札，一长一短，中有二编之形""古文册从竹"。长期以来，人们都普遍认为甲骨文是中国最早的文字，龟甲兽骨是最早的文字载体，竹木简牍要晚于甲骨出现。不过，甲骨虽然是殷商时期最为重要的传媒形态，却并非独此一种。在甲骨文的使用年代，竹简同样通行于世。

汉字中带有竹字头的字则有太多，在7000多个通用汉字范围内就有100多个，如竺、筑、竿、筝、簿、筠、筵、笋、笺、等、箴、竺、第、符、笛、篆、苴、篱、箸、简、笏、箐、箭、笼等等，涉及人类衣食住行、吃喝拉撒睡各个方面。

竹字头的文字中，我喜爱"笑"字。造字的祖宗把笑这个字遗留至今，竹林是笑的温床和摇篮。人们肆无忌惮地大笑、傻笑、苦笑、狞笑、讥笑、哗笑、哑然失笑、哄堂大笑，再大磨难，再大痛苦，再大心结都可以一笑了之。笑是竹笋固化的表情包，笑是"一笑解千愁"的灵丹妙药。笑是一根根竹笋层层叠叠的组合而生成的表情，它诞生在竹林，与风为伍，与天籁一个基因。

远古的音乐传说，冥冥之中离不开一根竹子。横笛天下喜怒哀乐，竖箫人间烟火嚣嚣。一根根空管的竹竿，截取任何一段，迅速完成音韵的收集和复制，不然就不会有箫、笛、管、箜、篌、篍、篥。

商晚期，寒冷宛如一条色彩斑斓的巨大蟒蛇翻越苍茫的秦岭山脉，由西北向东南缓慢地蜿蜒而来。《墨子·非攻下》记载，商纣王时"雨土于亳"，有学者认为这就是今天的沙尘暴。

气候变冷致使农作物从一年多熟减少到一年一熟，从而造成农作物减产。而干旱化的形成，则进一步导致粮食产量下降。武丁到康丁时期，祭祖所用牺牲动辄数百上千头；但到了后来的帝乙、帝辛时期，一般是"一牢"或者"一牢又一牛"，一牢是指"牛一羊一豕一为一牢也"。祭祀用牲的数量减少，说明两个问题：一是对神的信仰减弱，二是牲畜真的少了。

商周之际是第一个温暖期到第一个寒冷期的过渡阶段，就是由温暖湿润期向低温干旱期转变，这一阶段的气候特征是逐渐寒冷干旱。中国历史上王朝的更迭换代，在气候发生大变化的节点上，往往是一种催化剂、加速器，起到推波助澜的作用。

后来的事情大家都知道了：周崛起，文王受命，武王灭商。

按照现代历史气象学家的分析，中国先秦以前的改朝换代有三次。夏朝被商朝取而代之，商朝被周朝取而代之，无一不是和重大的气象变化有关。民间将这种变化称为"天意为之"。

在"天意"的安排下，在气候变化的压迫下，时光流逝，朝代更替，竹子的生存条件越来越艰难，生存空间越来越小，竹林开始萎缩，退回秦岭-淮河以南。在四季温暖如春的南方，它们继续大肆铺张开来，雨水充沛，星罗棋布的湖泊点缀，小溪潺潺，茂密竹林郁郁葱葱，大写意的环境环绕四周，任你鹬蚌相争，任你打打杀杀。竹子，后来又被称为"不秋草"。有诗《赋丹霞下寺竹》中写道："人天解种不秋草，欲界独为无色花。"

对竹的药用价值与药理作用，人们有着大量的认识，竹叶、竹沥、竹实、竹茹、竹菌、竹根、竹笋的功效和使用方法频频出现在《神农本草经》《本草纲目》《本草经》《食疗本草》《食经》《齐民要术》《唐本草》等典籍中。至于在商周时期，黄河流域是否已经有将竹入药的认识，目前无可考。

不过，经《感应经》转载的《山海经》有说到竹子开花，"竹生花，其年便枯。竹六十年易根，易根必花，结实而枯死。实落复生，六年而成町。子作穗，似小麦"。《本草纲目》里也有关于竹子开花的记载："六十年一花，花健壮，其竹则枯。竹枯曰箹，竹实曰簹，小曰篠，大曰簜。"据说，竹终生只开花结

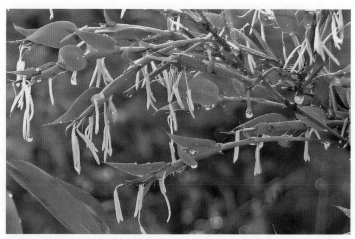

罕见的竹子开花

籽一次，且大多数品种仅在成长 12 至 120 年后才开花结籽。

而无论是 12 年、60 年或者 120 年，竹的这一花期，与人的生命线相似，以此看来，用尽终生的力气来开一次花，结一次果，作为生命的完结，更显悲壮之美。而与这个时间单位接近的大约年限，有秦朝 15 年，隋朝 30 年，西晋 50 年，三国 60 年，元朝 90 年，东晋 100 年。

当下的竹子笑容可掬，不受寒暑交替的影响，不吝春夏秋冬的色泽，单纯得像是一块戈壁的绿玛瑙，像是忘记了还有季节流转、生死轮回、王朝兴灭这回事。

雪荡芦苇

我知道很多美丽的芦苇荡，但是我真实记忆中的、真正触摸过的那一片，位于内蒙古。

内蒙古西部地区的牧羊人习惯把湖泊称为"海子"，北京至今还有这种称谓的遗韵，像北海、西海。有一年的秋天，我到了内蒙古境内黄河边的一个叫作哈素海的地方。哈素海被誉为北方的西湖，是黄河改道后被遗弃的湖泊，曾经有一个苦哈哈的小名，俗称后泊儿。可能与巴彦淖尔市的乌梁素海做对比，有了此名称。

哈素海其实是一面镜子，把"敕勒川，阴山下。天似穹庐，笼盖四野"的信息一直保留至今，供人们看清和揣摩历史打哈欠的一瞬间。天地之间，秋日的芦苇不紧不慢，在朝暾若隐若现的时候，轻描淡写地摇曳，彬彬有礼地点头示意。金黄的光色是背景，淡黄的苇叶就有了不易察觉的轮廓。天际线凹凸不平，地平线参差不齐，浩浩荡荡的芦苇翻滚在敕勒川上。

冬日再来，老芦苇真的老了。黄河到底有多少道弯，权当九曲十八弯，大河拐弯处，所有的海子都是大河的孩子。一缕缕的雪，一片片的雪，一层层的雪，不急不缓，芦苇斜斜歪歪布满原野，也捎带着遮蔽了瞪眼怒目的冰面。野兔蹦跶、田鼠蜷缩，雉鸡继续留下清晰可辨的爪印。雪荡芦苇，悄无声息地勾勒颓态之美，轻描淡写间又涂抹下一季的生机。

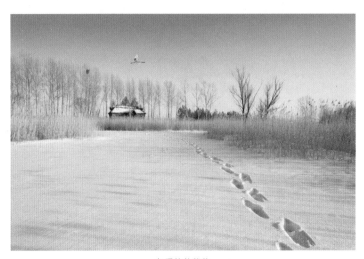

冬季的芦苇荡

法国哲学家帕斯卡尔说，"人是一棵会思想的芦苇"，他拿芦苇道出人生飘零中独立精神的价值。

南宋诗人汪元量说，"宝应城南柳数枝，葭墙艾席是民居"，他以蒹葭隐喻文人的清朴与自由的可贵。

荻、葭、蒹葭都是古人对芦苇的雅称，频出于《诗经》《楚辞》等典籍，据说，李时珍在《本草纲目》中首次使用"芦苇"一称，后世沿用至今。李时珍引用了郭璞注《尔雅》里的分类，苇之初生曰葭，未秀曰芦，长成曰苇。芦苇又有数种：其长丈许中空皮薄色白者，葭也，芦也，苇也。短小于苇而中空皮厚色青苍者，薍也，荻也，萑也。其最短小而中实者，蒹也，薕也。

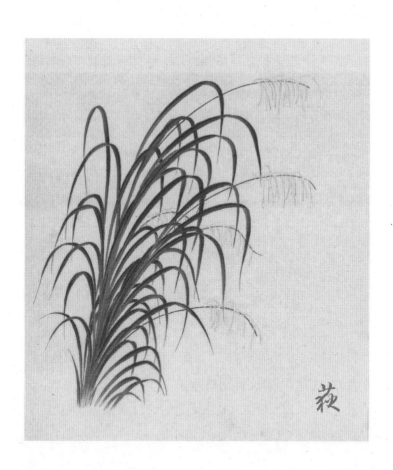

荻

估计李时珍也觉得这么分类太复杂，就在芦苇的名下，采用了一刀切的手法，把蘼、蒹、荻、葭、薍、萑等统称为芦苇。一刀切有其简单明快的好处，但也使得其中的韵味寡淡了许多。

李时珍从药效的角度看芦苇，主要还是去热、止咳、通利等，在中药的药匣子里不算珍品上品。但从意境的角度看芦苇，它飘摇、不安、撩人、生命力强盛，所以它才以"蒹葭"的名字让人想起在水一方的恋人，又以"芦苇"的名字让人感怀自己漂泊的人生。

如上说，葭，初生的芦苇，在苍老的芦叶裹挟中，嫩葭崭露头角。文人墨客常称十一月为"葭月"，也会称辜月、冬月、仲冬、中冬、畅月、龙潜月。

我一直不爽，"叚"加上了草字头为"葭"，加上了人字旁为"假"。你看这同音的"虾"，白虾，每年的四五月份会褪壳，海边人称其为脱壳虾。还有"媵"，美好而身姿窈窕的女性。还有"䬴"，比一般的牛力量更大的牛谓之䬴。"豭"则是雄壮的公猪，"麚"则是魁梧的雄鹿。

后来考"假"字，果不其然，假有假道。

最初之"假"，与祭祀有关。甲骨卜辞有："壬午卜，大，贞：假六人。""贞：王假父乙。""父乙假用。""王其宾大戊假。"以上之"假"，都有祭祀和用祭的意思。卜辞中，还有"假司室"一词，司室是"祭祀所在的宗室"，"假司室"即用人祭祀于某一宗室。并有，《礼记·王制》"假于祖祢"，《祭统》"公假于大庙"，

雪荡芦苇

《诗经》颂篇也多有"昭假""奏假""烈假"。显然,"假"不仅是与祭祀有关,且在后世充分体现了恭敬、致敬、祷昭之意。

那时候,"假"是祭祀活动中人与神之间沟通、交融、交互的状态,达到这种状态首先需要祭祀者贡献自己的精诚,才能感动天地、感动先祖,所谓"精诚上至乎鬼神"之意。神灵知晓后,就会"来假来飨,降福无疆"。

在祭祀和昭天的语境中,借天神与祖先之力,求尧舜与河伯庇佑,本是没错的。但是到了人间,便失去了"神佑"的内核,成为"狐假虎威""弄虚作假""假公济私"的皮囊。

所以,"假"的初心,是真。到了许慎的年代,许慎说,"假,借也,非真也"。与"叚"组的字,也多落得假借、借壳、夹杂其中的命运。

文字是一棵穿着层层外罩的芦苇。

当
时
白
蒿

"宋人资章甫而适诸越，越人断发文身，无所用之。尧治天下之民，平海内之政，往见四子藐姑射之山，汾水之阳，窅然丧其天下焉。"这段名言出自庄子名篇《逍遥游》。

大白话是说，宋国人到越国贩卖帽子，但是越人并不蓄发还文着身，根本用不到帽子。而尧见到了得道的神人，见到了更高层次的境界，怅然若失，以至于忘了自己身居天下之高位。

进入庄子的世界，非常自在，这个自在也包括，以你自己的方式理解他，理解世界。宋人去越国给秃子卖帽子，纵然天气冷了，却是在对的时间做了错的事；尧在已背负帝范民师重任的情况下，去寻得道之人，则是在错的节点做了对的事，虽然是人人向往的事。

在民间传说中，有个"华佗三试茵陈"的典故，这个故事里的"茵陈"，多被民间认为是白蒿。传说中有一位黄痨病人找到华佗，由于找不到对症的药材，把神医给难住了。谁知过了一阵子病人突然好了。华佗急忙去问吃了什么药，对方说吃了一种野草。华佗去寻找，发现是嫩嫩的小蒿草，他赶紧采集了一些找病人试服，管用得很。过了一段时间，又出现了黄痨病人，华佗再去采集蒿草，却没有功效了。不过，神医就是神医，为摸清蒿草的药性，华佗把根、茎、叶分别进行了试验。临床实践证明，只有幼嫩的茎叶可以入药治病，并取名"茵陈"。

记载中的"茵陈"始于《神农本草经》，列为上品，"味苦，平。主风湿寒、热、邪气，热结黄疸。"不仅能治疗黄疸，还可止痒、治湿疮瘙痒，治湿温暑湿。

茵陈这么好，人们纷纷寻找，而且要趁嫩的时候寻找。河南一带的老乡说，这种野菜很好辨认，它浑身长满白毛，看起来毛茸茸的，当地人都叫它白蒿。开春尚凉，白蒿已经蓄积了能量，在荒芜的河坡上迎风生长了。

通过查询，茵陈与白蒿不是同一类植物，根据当下的研究，茵陈的药用价值比白蒿要高。但是由于其幼苗及生长周期极为相似，在民间，人们仍然把它们混到一起：正月的茵陈，二月的蒿，三月四月当柴烧。

和暖又逢挑菜日，全民春游挖野菜。或是为了度荒，或是为了尝新，国人对野菜有了戒不掉的情结。采摘的人们把兴许是茵陈，兴许是白蒿的小小一团连根拔起，甩甩泥土扔进筐中，心

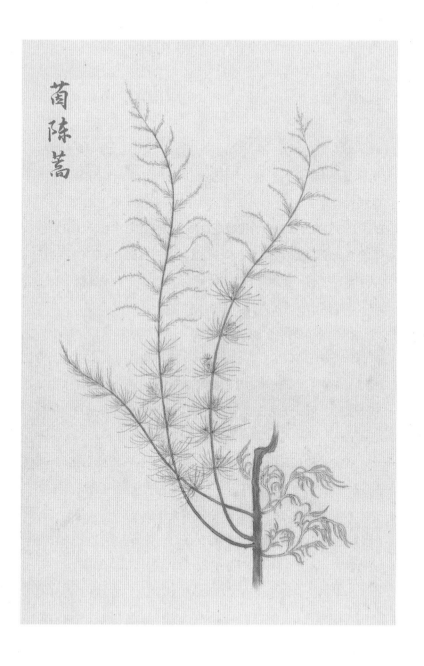

茵陈蒿

里想着，多摘点就和面蒸着吃，少摘点就掺点玉米面做窝头。

食也好，药也好，时令很重要。茵陈也好，白蒿也好，反正过了农历三月四月，嫩芽长成了茅草，就只能当柴烧了。

当白蒿被称为"蘩"的时候，至少在中华历史中的西周初年到春秋中叶。由"蘩"领衔，后有墦蒿、由胡、莓母、大头蒿、大白蒿、旁勃、白艾蒿、臭蒿子、苦蒿等别称。

"蘩"被公认曾在特定时期被用于特定的祭祀场合，但是怎么个祭祀法、使用法，各执一词。《诗经·召南·采蘩》有："于以采蘩？于沼于沚。于以用之？公侯之事。于以采蘩？于涧之中。于以用之？公侯之宫。"

如果说"公侯之事、公侯之宫"不足以说明采蘩是用于祭祀的话，那么在《左传·隐公三年》中有佐证："苟有明信，涧溪沼池之毛，苹蘩蕴藻之菜，筐筥锜釜之器，潢污行潦之水，可荐于鬼神，可羞于王公。"可知采蘩、采苹皆用于荐鬼神、馐先王正宜。

而在《豳风·七月》中所述"春日迟迟，采蘩祁祁"，和《小雅·出车》"春日迟迟，卉木萋萋。仓庚喈喈，采蘩祁祁"，诸多说法是采蘩为了养蚕，"白蒿煮汁浸蚕子，利其育"。说，"蘩"是可以做成一种编织材料，蚕卵在蘩做成的箔箱中孵化，长势喜人。那么，养蚕是为了什么？谁有资格穿蚕丝做的衣服？

春秋时期，丝织品高级而稀有，这决定了蚕丝制品至高无上的地位和养蚕的重要性，《春秋穀梁传》中记载：齐国桓公十四年"王后亲蚕，以共祭服"。所谓"王后亲蚕"，就是在育蚕的季节里，王后率领一批贵妇们，用一定的仪式去喂一下蚕子们。至于白蒿是直接用于祭祀，还是通过祭蚕用于祭祀，各为各表。

在老人们把白蒿叫作"火绳草"的时候，是根据白蒿的另一种民间用法而命名的。人们将割下来的白蒿嫩茎搓成绳状的长条，长四五米，晒干后点燃会冒出烟，这种烟没有刺鼻的味道，反而有一股淡淡的白蒿味，可以用来熏蚊虫，类似于今天的艾草，但并非艾草。

我想起一个字"蚻"，其实它是一种普通的蝗虫，并且指的是这种蝗虫的特定阶段。

昆虫的一生，要经历几次大的变态，有一种是完全变态，还有一种是不完全变态，蝗虫属于后者。

还在卵的阶段，它叫作"遗蝗"；若虫时期，它仅有翅芽，不能飞，只能跳，称为"跳蝻"；刚刚脱离若虫阶段后称为"蟁蠢"，成年后就是"蚻"。

今天我们叫它蚂蚱也好，蝗虫也好，害虫也好，那些复杂的称呼该丢了也就丢了吧，但我们还会想起那句庄子《秋水》里的大觉悟，"夏虫不可以语于冰者，笃于时也"。

当时白蒿

185

小青草

"赤脚医生"这个名称，是与火热的建设年代分不开的。1965 年 6 月，根据最高指示，大体是：改变广大农村得不到医疗的困难，对常见、多发、普遍存在的疾病，做好预防和改进医疗。当时便出现大量没有固定编制，但有一定医疗知识和能力的医护人员，他们有着半农半医的身份，农忙时务农，农闲时行医，或是白天务农，晚间时行医。从此以后延续到二十世纪八十年代，农村医疗事业迅速改观，出现了赤脚医生、农村合作医疗、农村三级转诊制度体系等切合实际的卫生医疗措施。

赤脚医生的名称，由于出现在二十世纪六十年代正式见于《人民日报》而流传开来，成为一个特定历史时期的符号。但赤脚医生背后的文化概念和历史传承，已经有几千年。古时叫"铃医"，他们手摇着铃铛，肩背着药箱，在刮风下雨时，在烈日当头下，走街串巷，靠中药、针灸、刮痧、拔罐、放血等手段，为民众解决病痛，像华佗、张仲景都曾当过铃医。

但铃医数量还是太少，主要精锐医疗力量集中在皇宫、城市里，一直到二十世纪四十年代，乡下人、穷人看病只能找神棍、巫师，喝纸水、蒙生死，碰巧治好了是运气，治不好就是命该如此。前面有篇写到"当巫医进入了江湖，就变成了误、谣、谯"，就是讲这一局面。近代较有名的例子就是鲁迅的亲人被神棍所误，直接让鲁迅弃医从文。

我们所讲中华传统医药，包括汉族中医药、民间医药和少数民族医药三个组成部分，并有近20个少数民族的传统医药文化较为突出，例如藏医、蒙医、维吾尔医、傣医、壮医、苗医、瑶医、彝医、哈萨克医、侗医、土家医、朝鲜医、回医、畲医、仡佬医、布依医、拉祜医、羌医等。这些民族医药以有无文字为标志，大致可以分成三类：第一类是有文字，因而有医学文献的民族医药，以藏族、蒙古族、维吾尔族、彝族、哈萨克族、朝鲜族为代表；第二类是没有文字，全凭口传心授，近几年来经过发掘整理用汉文表述其医学经验和医学理论，以壮族、苗族、瑶族、土家族、侗族为代表；第三类如回族通用汉语，其代表性著作明代古籍《回回药方》也是以汉文写成的。

在我国浙南地区，有一种"赤脚医生"已经存在千百年，他们被称为"畲医"，也被当地人称为"青草医"。他们久居深山，用双脚走出自己的路，用双手发掘药材，以身冒险试用各色药材来探索医理。提及"畲医"，脑中不由想起戴着花斗笠、身

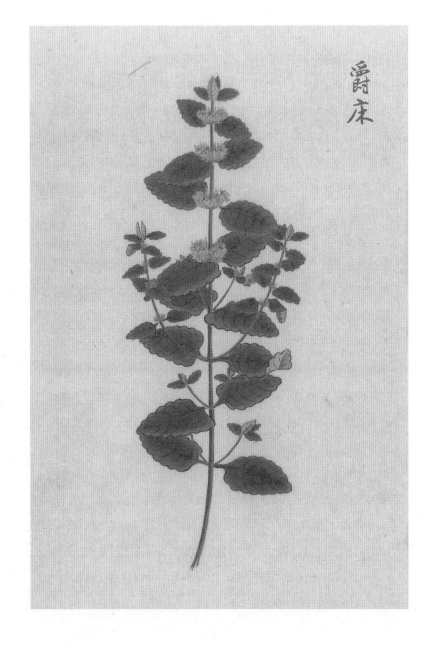

爵床

背药篓、手中拿着小锄头，低头寻找药材的"青草医"画面。

中药材"小青草"的名字，我就是从浙江景宁畲族自治县老人口中听来。不过，小青草、辣椒草、小青，都是畲药别名，"爵床"才是小青草正儿八经的学名，爵床也是一味古老的中药，早在《神农本草经》中就有记载，系爵床科植物爵床的全草。

隋唐时期，畲族人大多居住于粤、赣、闽三省的接壤地区，该区域由于多雨潮湿，因此瘴气盛行，极易感染疟疾、肺结核等疾病。畲民在同疫病做斗争的过程中，逐步建立了富有民族特色的畲族医学理论。畲医所用的草药在山区俯拾可得，只要能够辨识，随处可见的植物皆是宝贝。房前屋后的土地上，随手拔几根鸡毛草，熬汤食用可降火止嗽；从山中挖回的藤类植物，晒干后亦是治疗跌打损伤不可多得的一味良药。

小青草，则是性味咸、寒，入肝、胆二经，入药具有清热解毒、利湿消滞、活血止痛的功效。在浙南一带，如果正值梅雨天气，闷热又潮湿的环境会让人体内湿气加重，此时来点小青草煎水代茶饮，或是来点小青草煮豆腐，都能起到很好的祛湿作用，改善湿热困脾的症状，并且不用去药房，当地人在菜场或是乡镇的集市上都可以买到。当地人告诉我，在不远的邻居福建那边，小青草被称为"笑上者"，村民没事就泡一杯。

小青草以"爵床"的名字，出入《神农本草经》《本草纲目》《中药大辞典》《唐本草》等典籍间，但在宋代以后很少入官方药学著作，而成为民间常用的草药。

乍一看，爵床，还以为是一群有官爵的家伙们躺在古时候的洗浴中心逍遥自在。今有"葛优躺"，古有伯爵躺。当年，李时珍也是一脸蒙，懵懵懂懂。他在记录这种草时是这样写道："爵床不可解。按《吴氏本草》作爵麻，甚通。"不过李时珍非常认同爵床的疗效，"爵床性味咸平，寒"，有清热解毒、利湿消滞、活血止痛的功效。

爵床这个官名中的"爵"有三层意思。一是指古代饮酒的器皿。《周易·中孚》中说："我有好爵，吾与尔靡之。"是说我有好酒，与你共享。二是指爵位、爵号、官位，君主国家对贵族所封的等级。在古代使用"爵"这种酒器的人通常地位比较高，因此"爵"被借作爵位。三是爵在古代同雀。雀是一种鸟，赤黑色。现在词汇里还保留着爵跃，如雀之跳跃；爵踊，足不离地而跳；爵钗，雀形的发钗。传说秦始皇有七匹名马：追风、白兔、蹑景、奔电、飞翮、铜爵、晨凫。其中的铜爵是指铜雀，在这里爵和雀合二为一。

我看到爵床的花朵，它是典型的两侧对称，花冠裂片愈合成了上下两片。如果把它们与萼片分开的话，就会发现爵床的花是高脚杯状的，我们看见的花瓣，只是花朵的最顶端部分。

我也看到爵床遍布田野、山间、草坪中，秋季里草籽熟透时，是各种雀鸟喜欢的美食。远远望去，那绿绿的、黄黄的一株株，是鸟儿们载歌载舞、撒欢嬉闹地方，神似雀床。有畲族姑娘在采草，她们称自己为"山哈"。

房
图

　　提到朝鲜族民歌，我这个年纪的人脑海中就会浮现《阿里郎》和《桔梗谣》的旋律。《桔梗谣》的音译为"道拉吉"，歌词大意："桔梗哟，桔梗哟，桔梗哟，白白的桔梗哟长满山野，只要挖出一两棵，就可以满满地装上一大筐。"歌曲欢快悠长，描述了朝鲜族姑娘们采摘桔梗的场面。而"桔梗"则是朝鲜族喜爱的一种野菜，以巨大的根部为食。可以想象，在那个贫困的年代，桔梗是朝鲜族人民重要的食物之一。据说，提起《桔梗谣》时，就连朝鲜半岛分裂的南北两个国度，人们都会暂时放下隔阂，一同聆听，一同吟唱。

　　中国人吃桔梗，最早记录的人大概是陶弘景，其在《本草经集注》中云："（桔梗）近道处处有，叶名隐忍。二三月生苗，

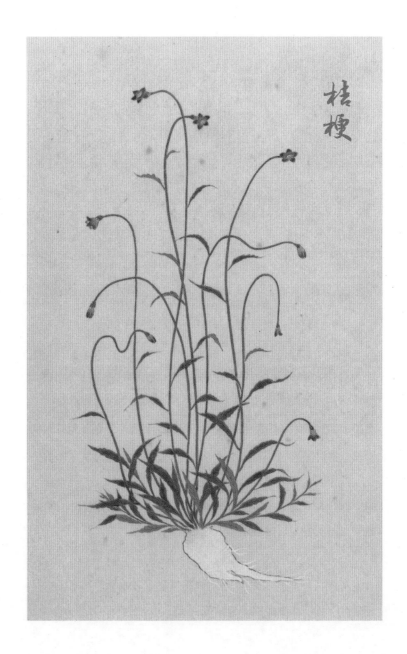

桔梗

可煮食之。"北方的生苗期会更晚些，二三月食苗大概是南方传统。中国人吃桔梗嫩苗叶的传统在唐宋时代被发扬光大，一时间吃药苗成为时尚，唐代诗人宋之问一句"药苗乃万族"，就是夸耀当时食用的药苗品种众多。

二十世纪八十年代朋友们的回忆中《聪明的一休》里有个商号"桔梗屋"，据说是因为老板叫桔梗屋利兵卫，商店是以姓氏来命名的，类似于我国的"张记米行"之类。一休的故事背景是室町幕府时代（1336—1573年），当时的日本平民一般是没有姓氏的，按当时平民取姓的习惯，周围或许栽种了很多的桔梗，所以才姓"桔梗屋"。如今日本各地依然有以"桔梗屋"为名称的商号。

如今，桔梗也早已成为日本文化的一部分。人们提到桔梗，就会想到它那美丽的花。桔梗在日本以其形态以及传说，有着"永恒的爱""诚实""清秀"等花语。早在平安时代的《万叶集》中提到"秋之七草"，其中就有桔梗。《万叶集》中的"朝貌"被认为就是桔梗，不过现在"朝貌"或者"朝颜"指的是牵牛花。作为秋天的代表之一，"桔梗"同样被用作俳句等诗歌的季

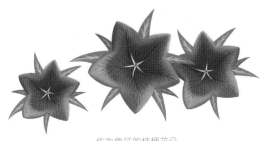

作为象征的桔梗花朵

语，像"故乡可安宁？又是原野绽桔梗，乡亲尽高龄"。

在整个东亚文化圈中，有着诸多统一的精神，又各自延伸出不同的气质。汉代以来诸多精美诗词歌赋和经典绝句，引出了松尾芭蕉和日本俳句；以草木、庭园为背景的经典文学，散见于《红楼梦》《游园惊梦》《枕草子》《源氏物语》；凝聚了东方的精神内核的廊檐、茅屋、枯山水、造园之道、绘画之理亦不时散落书页。桔梗则是这些气质中小小的一棵，以大大的分支扎根于同一片土地而齐盛。

桔梗的"桔"，本只有一个读音 jié，其和"橘"是完全不同的两个字，只是后来简化字把桔和橘合并成为一字。桔梗是草本植物，橘是木本植物。一个跨界的橘字，把桔字的发音也生生改变。《本草纲目》中解释过，"此草之根结实而梗直，故名"。

桔梗是汉医药中最古老的药物之一，早早就常见于先秦文献，如《管子·地员》："群药安生，姜与桔梗，小辛大蒙。"《庄子·杂篇·徐无鬼》中也把菫、桔梗、鸡靡、豕零等视为最基本的药物。汉时有元日饮服屠苏酒辟瘟疫的风俗，屠苏酒据说是华佗方，桔梗便是其配方主药之一。在《本草纲目》中李时珍也称之为白药、梗草、荠。桔梗是有小毒的植物。李时珍凭着多年的行医经验，认为桔梗可以治疗胸满不痛、伤寒腹胀、痰嗽喘急等病症。

不光是在东亚圈，桔梗在国内的名称已然繁多。按照花形起的名字有僧帽花、包袱花、铃铛花；按照色彩则有白桔梗、玉桔梗、粉桔梗；按照方位和味道则有苦桔梗、南桔梗；按照根形则有沙油菜根、山铃铛花根、和尚花根、土人参。

它还有另一个名称，让人很难直接联想，便是"房图"，特指桔梗的根，出自《名医别录》。房图，似乎古代并无专称，今天指房子的设计图纸。单看桔梗花的花萼和花瓣，倒是像一个简约版的房屋设计草图，而且是五居室的设计图，紫气升腾，吉祥得很。

也有可能，房图这个名称不会这么"穿越"。

古，有二十八星宿。房日兔，即二十八星宿中的第四宿，简称房宿，属于东方有四星，象征为政清明，百姓安乐。主管人间藏内、宝器金玉、骏雨负重、擎骆之司。在《淮南子·天文训》中，二十八宿分成九野，九野是指东、西、南、北四方，东南、西南、东北、西北四隅及中央。房日兔，即房宿，对应九野，即东方苍天。

古，又有"五星出东方利中国"这一铿锵传说。《宋书·天文志》云，"周将代殷，五星聚房。齐桓将霸，五星聚箕。汉高入秦，五星聚东井"。

对应桔梗的五枚天造地设般均匀的花瓣，所以我又理解为，桔梗房图出东方。

游龙

《诗经·小雅·蓼萧》有“蓼彼萧斯，零露瀼瀼。既见君子，为龙为光”。蓼，可能是荭草，可能是水蓼，也可能是酸模叶蓼，它蕴含着离别之情，可比喻辛苦，也比喻植物高大。而这一句里的龙，就是光荣的意思，享受恩宠的意思。

还有一种龙，也在《诗经》里面。《诗经·秦风·小戎》有“龙盾之合，鋈以觼軜”，个中龙盾，不是龙皮做的盾，这里的龙是鳄鱼，古中原一带有鳄鱼吗？是的，有，不仅有鳄鱼，还有大象和犀牛。

曹植《洛神赋》形容洛神：“翩若惊鸿，婉若游龙”，2018年的平昌冬奥会上，央视解说员陈滢在介绍日本花样滑冰运动员羽生结弦时便用了这优美的诗句。这里的游龙已经是传统文化意义符号中的龙，用以形容人如蛟龙一样体态轻盈，身姿柔美。

《诗经·郑风·山有扶苏》："山有桥松，隰有游龙。"这里的游龙则是指植物荭草、红蓼，可作观赏植物或入药。大意为，山上长着高大的松树，低湿水沼中生有荭草。龙，在远古的文辞里也有写成"蘢"的。

明明白白说"荭草"是"游龙"的，是《本草纲目》。其释名为"鸿蔇（音缬）、茏古（一作鼓）、游龙（《诗经》）、石龙（《别录》）、天蓼（《别录》）、大蓼（时珍曰）此蓼甚大而花亦繁红，故曰荭，曰鸿，鸿亦大也。""其茎粗如拇指，有毛。其叶大如商陆，叶色浅红，成穗。秋深子成，扁如酸枣仁而小，其色赤黑而肉白，不甚辛，炊炒可食。"蓼属植物里，只有"红蓼"的茎粗于拇指，有的茎、叶有毛，叶大如商陆。并由此断定《本草纲目》里的荭草也就是蓼属中的红蓼。

荭草在老中医的眼里是一味神奇的中草药，具有祛风除湿、清热解毒和活血的功效，另外还能活血祛瘀，缓解因被蛇虫咬伤而引起的红肿和各类外伤瘀肿。坐在水边的钓鱼人，路过苇岸的行路人，凭着个人的想象力，赋予荭草各种能够想到的说法，东方蓼、大毛蓼、游龙、八字蓼、辣蓼、茏古、石龙、九节龙等等。

虽然有着这么多与"龙"有关的称号，但无一例外是蜿蜒、玲珑、秀巧、生机的龙，而不是威猛、肃穆、高高在上的龙。

关于龙，闻一多先生提出的"图腾合并说"很有道理，认为龙的主体原形是大蛇吸收了其他民族形形色色的图腾，如兽类

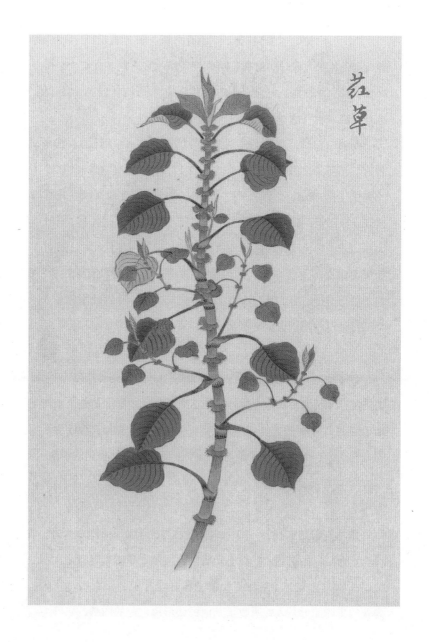

苧草

的四肢、马的头、鹿的角、鸡的爪、鱼的鳞须，几者综合起来就有了后来的龙。随着部落的兼并，出现了氏族部落意识的大融合，新的图腾慢慢产生。《本草纲目》则称"龙有九似"，为兼备各种动物之所长的异类。

龙的地位被提升乃至固化到不可一世之前，人人可以谈及。像《左传》里的龙是个宫廷宠物，死了还要被剁成肉酱吃掉，《国语》里有"龙涎遗祸"，《庄子》还有"屠龙之术"。

汉代，阴阳学说流行，"交龙""龙凤合璧""龙虎斗"等吉祥寓意也更为流行，并且龙与政治开始产生联系。主动将自己身世与龙联系起来的第一人是汉高祖刘邦。说，这位平民皇帝的母亲在大泽之坡，梦与龙××而有身孕，遂生高祖，并编造了"斩蛇起义"赤帝杀白帝的故事。从此龙被封建帝王开始利用，神化自己是代表上天的崇高地位。

隋唐时期，龙的形象已经完全成熟。唐代统治者提出皇家专享龙的形象的权力，虽然诸臣反对未能实现，但对后世影响很大。所以至少在隋唐时期，龙还是大家共享的。河北赵县赵州桥上装饰的奔龙、对龙、交颈龙等龙形图案，是隋唐时期龙的形象的代表。

宋代，画家提出画龙者九似：角似鹿，头似驼，眼似鬼，项似蛇，腹似蜃，鳞似鱼，爪似鹰，掌似虎，耳似牛。这套理论，使历代对龙的随意性走上了规范化的道路。宋代的龙，多为3爪、4爪，5爪极为少见，到了元代，民间的龙多为3爪，5爪的龙为皇家专用。

到了明清时期，龙终于成了帝王的标志。借龙神化自己，帝王衣食住行广泛使用龙的形象，并强调端庄、威严、雄伟，不再有之前的挥洒飘逸的神韵。

《易经》有"潜龙在渊""见龙在田""飞龙在天""亢龙有悔""群龙无首"，当时的龙还没有登上神坛，此处的龙就是一条小龙，一只蠕蠕的蚯蚓，一对穿梭的蜥蜴，一条度过冬眠的蛇。后来它们成了权位的象征，一听得龙字，汗毛直竖，欲望翻腾。中草药里面与龙相关的名字，龙胆、地龙、龙眼、龙牙花、穿山龙、龙血树……感觉像一个拼图游戏，要凑齐它们才能揭晓龙这个谜底。

驻
颜
白
术

　　《抱朴子》中记载了这么个小故事，相传南阳有一个姓文的
人，乱世之中逃到壶山，饥困交迫，不知如何是好。这时有人教
他食用白术来充饥，文氏之后便长期食用白术。多年之后战乱结
束，文氏回到家乡，家乡的人见到他，发现他容颜更年轻，气力
比当年更大。由此可见白术有养生益寿的功效，所以白术还有
"山精"的别称。

　　《抱朴子》这本书，十分神奇，它成书于一千七百年前，分
内外两篇，外篇讲儒，讲入世，讲处世之道，内篇讲道，讲出
世，讲修仙之术，它几乎是一本奠定中国神仙、修炼理论基础
的道教典籍。其中我们熟知的是"长生术""炼丹术"，然而其
中反映的一些化学知识、大量的矿物、植物药，以及对一些疾病
成因和治疗的论述，也非常深刻。作者葛洪的另一本传世之作是

《肘后备急方》，曾是诺贝尔生理学或医学奖获得者屠呦呦的灵感所在。屠呦呦在获奖感言中说道，《肘后备急方》中"青蒿一握，以水二升渍，绞取汁，尽服之"的描述让她转换思路，进行低温提取，进而成功研制出青蒿素。

在《抱朴子》中，白术叫"术"。《尔雅·释草》解释："术，山蓟。"《神农本草经》将术列为上品。梁代陶弘景曰："术乃有两种，白术叶大有毛而作桠……赤术叶细无桠。"

在典籍中，白术也叫苍术。宋代《本草衍义》载："苍术长如大拇指，肥实，皮色褐，其气味辛烈……白术组促色微褐，其气亦微辛苦而不烈。"以后各本草将"术"分成"白术"和"苍术"两味药。李时珍在《本草纲目》中解释："苍术，山蓟也，处处山中有之。根如老姜之状，苍黑色，肉白有油膏。"

白术是常用的大宗中药材，炮制入药自唐宋始，世代相传，沿用至今。白术具有补气健脾、燥湿利水、止汗、安胎等功效，主治脾气虚弱，神疲乏力，食少腹胀，大便溏薄，水饮内停，小便不利，水肿，痰饮眩晕，湿痹酸痛，气虚自汗，胎动不安。白术用途广泛，除了医疗配方用药外，还是40多种中成药制剂的重要原料。

白术并不"白"，其茎直立，头顶紫红色花冠，花冠四周长满尖刺，成熟时随风荡野。称其"白"，是因为在医生眼中，花没太大用，主要还是其硕大的根，掘出以后削去外皮，用米泔水

白术

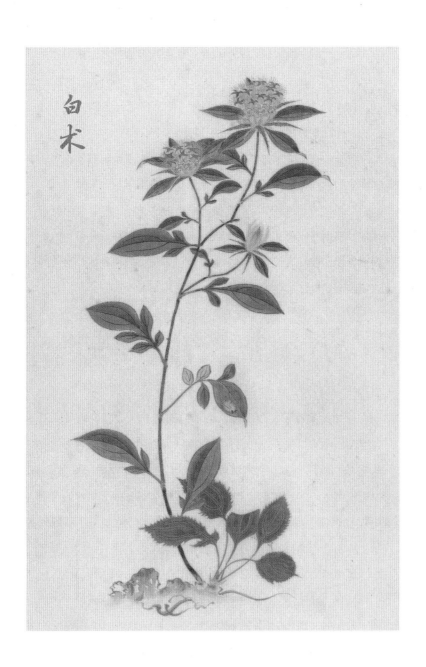

浸泡多日之后，白术就会变为白色，这时候药农才将白术出售。

白术是中药里的健脾益气要药，可治疗脾气虚弱，最为著名的是《太平惠民和剂局方》的"四君子汤"；可治疗气虚自汗，大家熟知的"玉屏风散"中白术就是主药；白术也可安胎，对于脾虚孕妇可用白术健脾益气，医籍中孕妇病案不少。

白术的"术"，作为草本植物来讲时念 zhú。甲骨文中就有此字，根据其字形和用法，大致有两种理解。一种是从植物茎上剥下青皮，绞绳或编篮，引申为技能或方法；另一种解释为人的立竿测影活动，后引申为道术、法术的术。

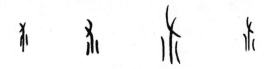

甲骨文"术"字示意

正如《抱朴子》中所说，白术的确还有一个特殊功效：美容养颜。白术可以补益气血，美白润肤，适用于气血虚引起的皮肤粗糙、面色萎黄、色素沉着、面部色斑等。《刘涓子鬼遗方》中有说可以外用治疗皮肤上的疮。现代研究也证明了白术的美容功效与其化学成分有关。古籍记载，将白术研为细末，蘸酒或醋，均匀涂于面部，可以美白、祛痘、淡斑。就像成语"驻颜有术"所说，有着亮丽肌肤、祛痘、祛斑、清热杀菌的作用。

巧的是，驻颜，也是最早出现在葛洪的另一本书《神仙传·刘根》里，"草木诸药，能治百病，补虚驻颜，断谷益气"。

驻颜术，是保持青春的内丹功法，是中国道教丹道修炼中的奇葩，通过丹道修炼可以达到"童颜不老"的境界，使修炼者精神得到超越，祛疾延生，驻颜轻身，容颜不衰。

女人想青春永驻，男人想得道成仙、长生不老、永享荣华富贵，这种违背自然规律的想法过去存在、现在存在、将来也存在。在南北朝时期，一帮世袭的特权阶层家伙尝到荣华富贵的甜头，想永生，想长寿，想在头把交椅上持续坐下去。江湖上迅速冒出一批装神弄鬼、口若悬河的人，编织长生不老的故事和离奇古怪的修炼修行的法术。在一系列符咒、禁咒、隐遁、驱邪、伏魔、降妖、消灾、祈禳、神仙术、辟谷术的说辞下，一茬又一茬的人被忽悠。

《抱朴子》精髓之处在于葛洪渗透于其的思想。如"至明极聪"而不可"毕见尽闻"的科学认知论揭示了世界的无限性以及感官认识的有限性；"形神相卫"的心身关系论揭示了精神与躯体、养神与养生相互依存的密切关系；"人所好恶，各个不同"的人格差异论为人们科学地识别和使用人才提供了诸多启示。

道家思想及中华民族内丹学肇始于伏羲、神农、黄帝上古时期，与道同源，乃中华民族传统文化中的瑰宝。魏晋玄学家王弼认为，"玄学"的"玄"字是"远"的意思。我认同这种看法，把"玄学"的意思理解成"高远之学"，远离现实之学，也就是形而上学。如此，有与无、生与死、动与静、名教与自然、圣人有情或无情、声有无哀乐、言能否尽意，才建构出意味深远的中华哲学。

刺客

刺客是人类历史中古老的行业之一。

中国的职业刺客最早出现于春秋战国时期，常由于政治原因，负责对目标人物进行刺杀。而在文学作品与历史演绎中，刺客常常被描写得侠骨柔肠。不吝为这些侠客挥毫泼墨，横空出世的当数太史公的《刺客列传》，流量大亨当数小说鼻祖《三侠五义》。

《史记》中有《游侠列传》和《刺客列传》，记载汉代游侠与战国刺客的事迹。正如上所述，他将游侠作了区分，颂扬的是"乡曲之侠""匹夫之侠""闾巷之侠"，而非横行霸道、欺凌孤弱的"豪暴之侠"。他说："今游侠，其行虽不轨于正义，然其言必信，其行必果，已诺必诚，不爱其躯，赴士之厄困，既已存亡死生矣；而不矜其能，羞伐其德，盖亦有足多者焉。"

轵县（今河南济源）人郭解，是司马迁亲眼见过的大侠，其貌不扬，生活俭朴，"解为人短小精悍，不饮酒""更折节为俭，以德报怨，厚施而薄望"。郭解行侠仗义，名播远近，被同乡绅士杨季主告发，引起朝廷的警觉，被徙置茂陵。此时司马迁一家也徙置此地，算起来他们同里。

不久，郭解的侄儿将乡绅儿子杀害，杨季主不久也被杀，其家人上告朝廷，又被郭解的信徒刺杀于宫阙之下。朝廷震怒，郭解出逃，不更名姓，沿途争相接待。一个名籍少公的人知道郭解行踪，甚至自杀绝口，以不向官府提供线索。

对统治者来说，这种名显一方、结帮成党、私行公法的游侠势力无疑对王朝统治构成巨大威胁，汉王朝推行严厉的打击政策。侯之门仁义存，正统史家班固将"义"划分为"背公死党之义"与"守职奉上之义"，统治阶级需要的是后者而非前者。

司马迁知道游侠的行为不合后者，说其行"不轨于正义"，但歌颂他们不计名利、言信行果、扶危济困、磊落光明的侠肝义胆，实质上是对平民意识的认同与肯定。他说："吾视郭解，状貌不及中人，言语不足采者，然天下无贤与不肖，知与不知，皆慕其声，言侠者皆引以为名。谚曰：'人貌荣名，岂有既乎！'于戏，惜哉！"

《刺客列传》旨在颂扬战国时刺客的侠义精神，其实也是对完美人格的追求。侠士们知遇图报，以身相许，就是对人格、荣誉的终极追求。大史家司马迁的价值观、风骨与浪漫，也在于此。

而植物界的玫瑰花，因其一身锐刺密集，展露出桀骜不驯的气味也被称为"花中刺客"。又因其清而不浊，和而不猛，傲立群花，耐贫瘠，耐寒，抗旱，花艳，刺激昂，被采摘之后，存活期非常短暂，也被誉为"离娘花"。玫瑰花的别名还有：蔷薇、徘徊花、笔头花、刺玫菊、湖花、刺客、豪者、穿心玫瑰等。

　　在《说文解字》中玫瑰原是对一种玉的解释：玫，石之美者；瑰，珠圆好者。后来玫瑰变成花的名字，但与娇弱、娇贵的形态一点不符。

　　玫瑰在近代成为男子追求女子的爱情物、象征物；成为渗透女子内心的一往无前、无所顾忌的利器。约瑟夫·雷杜德的《玫瑰之书》中说："玫瑰的花形，类似心脏，令手持者有捧心般的柔情与感动。"王尔德的《夜莺与玫瑰》里，一个年轻的学生要献上一朵红玫瑰，才能与心仪的姑娘共舞。

　　今天玫瑰是美化庭院的重要植物。而园林绿化工程中则直接用攀缘玫瑰做花篱。一道花墙，遮蔽视线，分割行人。玫瑰的象征意义和观赏价值也淹没了它独有的风格与药用价值。

　　《本草纲目》里则保留了玫瑰药用的蛛丝马迹，记录了玫瑰的药效：玫瑰气香性温，味甘微苦，入脾、肝经，和血行血，理气治风痹。有治吐血、噤口痢、治乳痈、治肿毒等用途，还有平胆止痛、润肤养颜之效。

　　在侯孝贤导演的《刺客聂隐娘》中，在缓慢的冷调下，叙述一位女子，在欲说还休的爱情和时局的捉弄之间无比艰难的抉择。刺客和侠客，情客和过客，就在转身之间。

古有花中三十客：牡丹为贵客，梅为清客，兰为幽客，桃为夭客，杏为艳客，莲为溪客，木樨为岩客，海棠为蜀客，踯躅为山客，梨为淡客，瑞香为闺客，菊为寿客，木芙蓉为醉客，荼蘼为才客，蜡梅为寒客，琼花为仙客，素馨为韵客，丁香为情客，葵为忠客，含笑为佞客，杨花为狂客，玫瑰为刺客，月季为痴客，木槿为时客，安石榴为村客，鼓子花为田客，棣棠为俗客，曼陀罗为恶客，孤灯为穷客，棠梨为鬼客。

刺客玫瑰，奇侠女子也。

强盗草

"两脚不能拿，专吃八棱麻。"在不少地区，一直流传着八棱麻的民间俗语。爱上墙爬屋的少年们，遇到跌打损伤、骨折肿痛，老人们便用一种草来治疗"外伤"。除了跌打损伤，八棱麻还能用于风湿痹痛、腰痛水肿、风疹瘙痒、黄疸疮肿等症，在一些地方甚至被视为比云南白药更好用的民间药材。

八棱麻文绉绉的名字很多，有蒴藋、接骨草、排风藤、铁篱笆、苛草、走马箭、七叶麻、马鞭三七、珍珠莲、秧心草、小接骨丹、水马桑、散血椒等。

八棱麻怪诞的名字更多：在侗药里被称为骂奋、大叶鸭脚菜、骂杀打、五加皮，在瑶药里被称为走马风、大节骨，在壮药里被称为棵马风、满疆、喷胸、吓啃，在仫佬药里称为风马参，在苗药里被称为羊好、蛙蟒哇。

八棱麻在民间的名字，虽有很多是少数民族俗语的音译，但听上去都是一番打打杀杀的热闹情景。有一个名字综合了这个场景，就是"强盗草"。因为其不错的效用，在古代被一些"绿林好汉"使用，但是也不方便叫"绿林好汉"，万一被官府听见还落个"通贼"的名声，所以不少地区也把八棱麻称为"强盗草"。也许，这些好汉自认为是英雄，也有百姓真心认为他们是英雄，所以"强盗草"有时候也叫"英雄草"。

作为一株合格的"强盗草"，八棱麻长得十分高大，可以长到2米左右，多出没于海拔300～2600米的山坡、林下、沟边和草丛中，风吹则现，虎视眈眈。

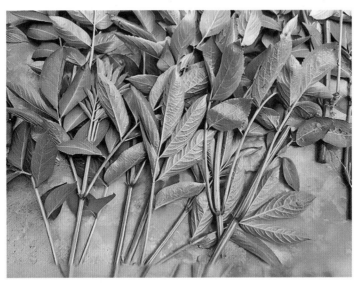

八棱麻

对"强盗"这个词，古人怀着一种复杂的情绪。在"刺客"篇中提过，太史公的笔触就代表着古人，尤其是民间对不公之事的愤慨，对自然秩序的守护，和对江湖侠义的向往。

古代的"强盗"观，与现代意义不太一样，那时不是简单地指盗窃和杀人，"盗"指的是严重危害统治阶级财产安全的犯罪行为，"贼"指的是严重危害统治阶级人身安全的犯罪行为。到了宋朝，"盗贼"还会用来专指农民起义。到了唐代，《唐律》十二篇的第七篇专门设了"贼盗"，包括谋反、谋大逆、谋叛、谋杀、盗罪和买卖人口。我们看前几项就可见一斑。

有记载以来，"强盗"的祖师爷，应该算是盗跖了。《庄子》中对盗跖的行为有过描述："从卒九千人，横行天下，侵暴诸侯，穴室枢户，驱人牛马，取人妇女，贪得忘亲，不顾父母兄弟，不祭先祖。"盗跖，原名柳下跖，据说在春秋战国之际，他长期拥有九千多人的部众，声势浩大，诸侯不能制。被称为"盗跖"和"桀跖"算是加了形容词的蔑称。从古代书籍中关于他的记载来看，褒贬不一，大多斥其恶。

不过《庄子·外篇·胠箧》中有个故事，说的也是盗跖。有个门徒问跖，做强盗也有规矩吗？跖说，到哪里都有规矩，凭空能推测屋里储藏着什么财物，这是圣明；率先进到屋里，这是勇敢；最后退出屋子，这是义气；能知道可否采取行动，这是智慧；事后分配公平，这是仁爱。不坚守以上五条规矩，只能当个小混混，不可能成为大盗。这就是我们说的"盗亦有道"的由来，盗跖，也被称为古代第一大盗。

我们看强盗，也看其行为发生的土壤：在周初确立的以层层分封为基础的封建等级制度逐渐解体，诸夏民族正走在最终大一统的前夜，各诸侯国中的贵族阶层正被更受国君青睐的地位较低的寒门士人逐渐取代，这一过程是缓慢的，也是充满痛苦的。面临内外双重压力的贵族们对国中民众疯狂压榨，也激起了国人的不断反抗。这个时候，无论是真相，还是夸大的真相，无论是传说，还是演化后的传说，都让人们想起了一个反抗者的名字——盗跖。

春秋战国时期，被强盗杀死的最高等级的被害者是楚王，史载："二十四年，简王卒，子声王当立。声王六年，盗杀声王，子悼王熊疑立。"堂堂楚王，在位六年就被"盗"杀掉，真不知先祖庄王、昭王作何感想。

强盗，一旦伏法，便被用上最激烈的、最能以儆效尤的刑罚，历朝历代加以严打。有关"强盗罪"案件的最早记载是在秦朝，《秦简·法律答问》载："群盗赦为庶人，将盗囚刑罪以上，亡，以故罪论，斩左趾为城旦。"斩左脚、在脸上刺字涂墨并服筑城苦役，是在伏法者众的情况下，警示众人的"温柔"刑。

所以这侥幸逃脱又遍体鳞伤的盗，也只能跑回山间林地，默默摘取八棱麻的叶与根，捣碎了疗起伤来。

龟藏甲骨

当年，如果不是那个当时官封国子监祭酒的金石学家、收藏家王懿荣得了一场疟疾，如果不是他略通医道知道有个叫"龙骨"的药材可能有效，如果不是他想起来李时珍或者哪位名医大约写过其主治"心腹鬼疰，精物老魅，咳逆，泻痢脓血"，1889年，也就是清光绪十五年，不会成为甲骨文被发现的年份。

这甲骨，在李时珍记录和摘录的材料里，有好几个版本且神奇得很。李时珍云："《本经》以为死龙，陶氏以为蜕骨，苏、寇诸说皆两疑之。窃谓龙，神物也，似无自死之理。然观苏氏所引斗死之龙，及《左传》云：'豢龙氏醢龙以食。'《述异记》云：'汉和帝时大雨，龙堕宫中，帝命做羹赐群臣。'《博物志》云：'张华得龙肉酢，言得醋则生五色。'等说，是龙固有自死者矣。当以《本经》为正。"

中药材龙骨，常见于《神农本草经》《别录》《本草经集注》等药籍，自秦汉至明清，均以"龙骨"命名，古代医家多以其为死龙之骨骸。李时珍虽有所怀疑，但仍将龙骨列入《本草纲目》之"鳞部"。可见，古代医家只通其药理，却不解其性质。实际上，龙骨是远古、上古的哺乳类动物，如象类、犀牛类、三趾马等埋入土中的骨骼，其中也包括死亡数千年后的牛、羊、猪等牲畜的骨骼。中药材龙骨在被挖出后，需要去除表面及腐蚀筛眼内残留的泥土和杂质。绝大部分龙骨骨质酥脆，出土后暴露在空气中，极易破碎。

王懿荣好奇心真是强盛，绝对是位做学者的好材料。当他差使家仆去北京宣武门菜市口附近找来这味神奇的药材后，大失所望：药铺也是好心，给磨成了粉让家仆带了回来。王懿荣叮嘱千万要买完整的回来。

待家仆再去，将未经加工的天然材料买回之后，精通金石的王懿荣大惊失色：它非籀非篆，可能是一种古代文字！于是他第一时间差人到药铺，把所有龙骨买下，并以高价收购市面上有字的龙骨。这便是首批甲骨文在3000多年后，重见天日的第一篇章。

这段故事，大家已经很熟悉了。那么，王懿荣收购甲骨，病人用甲骨，谁在卖甲骨呢？

在甲骨文的发现史中，安阳小屯村的剃头匠李成，可能是那个年代在安阳地区使用甲骨治病，并因此成为盗挖甲骨的第一人。据《甲骨琐语》载，李成贫苦，染周身脓疮无钱就医，就捡拾河边的甲骨，将甲骨研磨成粉敷于患处，创面处的脓水被甲骨粉末吸干，脓疮自愈。清时男人蓄发，前额的头发却要剃光。剃头时，剃刀难免刮破前额。李成由此推断甲骨既然能拔毒，必能吸血止血。经试验，果然验证了甲骨粉具有止血的药效。从此，李成收集村中河边的甲骨，并将甲骨送去药铺，当场试验止血药效。药铺以六文钱一斤的价格收购李成的"刀创药"，甲骨文的出土地河南安阳的龙骨产业链由此形成。

在王懿荣的甲骨交易中，一位山东潍县范姓古董商人也浮出水面。据《山东潍县志稿·人物艺术本》载："范春清（范维卿），一字守轩，范家庄人。好贩鬻古器，与弟怀清游彰德小屯，得商爵一。翌年复往，屯人出龟甲相示，春清以钱数千购四十片，去京师，谒王文敏懿荣，见之惊喜不置，曰：'君等真神人也，何处得此？'以厚值偿之。春清家小康，有田四十余亩，以好购古器，荡其产。懿荣及刘鹗、端云诸公，皆器重之，而甲骨文始显于世。"

可见，这位山东潍县范姓古董商人亦是甲骨文发现过程中的重要人物。但是，由于古董交易自古以来的私密性，范姓古董商人其人及王懿荣收购甲骨文的交易过程早已不为人所知。王国维在《二三十年中国新发明之学问》一文中便说："初出土后，潍县估人得其数片，以售之福山王文敏懿荣。文敏秘其事，一时所出，先后皆归之。"

事实上，在现代考古学兴起并传入中国之前，由金石家和古董商人构成的古董收藏、研究组合一直是"证经补史"的重要途径。时至今日，文物背后的故事和人已然依稀，甲骨的攻坚还在继续。甲骨文片当下存世的大约有十五万片，能够辨识的有一千五百多字，像字的有五千多个。这一千多个甲骨文能够被厘清，四堂功不可没：罗振玉（号雪堂）、王国维（号观堂）、郭沫若（字鼎堂）、董作宾（字彦堂）。南开大学朱彦民教授曾经说过，甲骨文里，好啃的，"四堂"都啃过了，剩下的都是难啃的硬骨头。

　　文字，我们先后经历了甲骨文、金文、大篆、小篆、隶书、楷书和简体字；传播，我们先后经历了龟甲、青铜器、竹简、帛、纸、电子媒介；信息的承载也从单纯的文字演变为符文、声音还有图片的复合。

　　甲骨文到金文，伴随氏族文化消失。金文到大篆，伴随商文化遗落。大篆到小篆，大周传统没落。小篆统一六国文字，战国多彩时代崩溃。隶楷对小篆的替代，先秦传统流失。到了各种简体字替代隶楷，农业文明更迭，为工业化时代普罗大众而生，面对先人古籍进行了传统的断舍离。

　　中药及典籍的历史，与传统文化乃至文字的历史是并流而行的，神农尝百草、黄帝论医药、伏羲制九针，神话变成信史。望闻问切飞速发展，《黄帝内经》不断完善，仲景辨证释疑，大开大合的春秋战国变为大一统。脉学、瘟疫学、临床急救人才与典籍辈出，官设中医机构、医师及编修医典，金元四大家横空出世，时珍呕心沥血、温病四家鼎立，伴随了整个中华帝制春秋与涨落。

王懿荣投井，扁鹊被刺，李时珍劳而仙逝，留下了甲骨、百草、警句、典籍，这些铭刻中华民族血脉千万年的符号，组成一部部摇曳的史诗。

文王一支笔

　　有一种植物，它形似蘑菇却不是蘑菇，通体赤红不似人间物，作为无叶绿素的全寄生植物，靠根茎上的吸盘从大树的侧根获取养分。因为寄生，就用不到根了，可说它"有茎无根"。李时珍曾误认为它是菌类，也指出其有解酒醒神的功效。《本草纲目》载："秋霜浮空，如芝、菌涌生也，其色赤脆。盖覃类也，气味甘、苦，无毒，主治醒神、治酒积。"

　　它叫"回春草"，又叫"通天蜡烛"，大名是"蛇菰"，听上去非神即仙，但都不及民间起的"文王一支笔"来得传奇。"文王一支笔"还是"神农四宝"中的一员，其他三味著名草药是：号称"头顶一颗珠"的延龄草，"江边一碗水"的南方山荷叶，以及"七叶一枝花"的重楼。

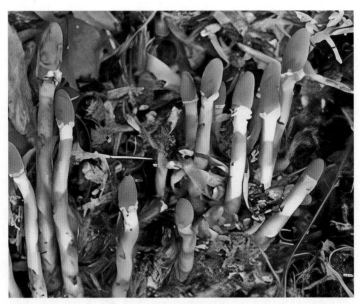

文王一支笔

　　传说周文王曾经过神农架，迷醉于此清绝之景，于是一边饮酒赏景，一边批阅公文，醉后不慎将笔失落山崖之下，后来这笔便化为"蛇菰"这味药草。也有另一种说法，传说周文王路经神农架，曾用"蛇菰"当笔写诗作画、批阅公文，故得此名。

　　作为周朝的先祖，西伯侯姬昌展现了内圣外王的特质，即内具备高尚品德和智慧，外实现国家治理和统一，后世文本中他集仁慈、高尚、勤劳、善施于一身，成为几千年来礼乐文明的象征。

　　但是……那时的西伯侯，有笔吗？如果有笔，是用毛笔吗？

　　我国最早出土的毛笔，称"左家公山战国笔"，是考古学家于二十世纪五十年代在湖南的战国楚墓中发现的。在这座木椁墓的随葬物中，学者发现一枚竹管两端是空的，窥见管内藏有一小木杆，打开后，原来是一支完好的毛笔。这支毛笔杆长 18.5 厘米，直径 0.4 厘米，毛长 2.5 厘米，全长 21 厘米，用上好的兔箭毛制作而成。这件竹管毛笔的出土，将"秦代蒙恬造笔"之说又拉前了一个时代。

在前文中我们提到，殷商时期已"有典有册"，册即竹简。那么，商朝人是如何在竹简上写字的呢？我们推断，大概率是用毛笔。虽然没有比"左家公山战国笔"更早的笔出土，但是人们已经发现了毛笔书写的痕迹。

在郑州西北郊的商代小双桥遗址，人们发现了用朱砂在随葬陶器腹部书写的镇墓文，因朱砂呈红色，所以又叫"朱书陶文"，这些文字虽因陶器破碎而只留下些许片段，但仍能辨认二、三、七等数字，帚、匕、旬、天、东、父等象形文字，还有一些族名、方国名，大多可以通过与甲骨文、金文相比较来印证和释读。

在安阳妇好墓周边，人们发现了"朱书玉戈"。在一件白色的兵戈形玉器上，隐约可见几个淡红色的文字。根据专家的解读，玉戈上的这几个字大约是说，某人在兆地抓了一人，进而献俘或献器于上级。

此外，在殷墟发现的甲骨上，还有少数用朱砂写成但还未刻的文字。这也说明，有一些甲骨文是先用毛笔写，再用青铜刀或者玉石刀刻上去的。当然，用毛笔先写再刻只是部分情况，殷商时期贞人属于贵族群体，知识渊博，长于书写，那么，对字形结构非常熟悉的贞人便可以不经书写而直接锲刻甲骨。

这些书写的痕迹，将人们的视野进一步打开：首先，在商代文字应已非常成熟，甲骨文并不是商代文字的全部。其次，商代至少有两种书写方式，一种是用笔蘸着朱砂直接写字，一种是用朱砂先写上去然后再刻卜辞等内容。

而在一百多年前，在甲骨文横空出世后，古文字学家、甲骨学家胡厚宣就有一种观点。他认为，小字不书而刻，大字先书后刻。因为卜辞中的大字需要刻多次才能完成，故必先写而后刻。其中的小字，往往随刀一刻，即可成文。

斗转星移，从殷商甲骨文的发现、出土，到今天的辨认、存疑、再辨认，到陶文、朱砂文陆续出土，文字，以及书写文字的痕迹，数量越来越多，内容越来越丰富，而且它们不止来自一处，不止某个特定年代，三千年、四千年、五千年，文字的痕迹几乎从青铜器时代回溯到了石器时代。更重要的是，它们之间几乎都有联系！

根据学术界当下的共识，按照殷墟甲骨文的成熟程度，这些文字少说也有一两千年的发展与演变过程。因而，这已经是一个未来一定会被验证的推论：汉字不可能是突然出现的，甲骨文之前肯定有文字。

文王批阅公文，又掉落山下的那支笔，我们还在细细寻找它的下落。

照猫炮制

　　明代张居正《答太仆寺丞吴时来书》："前辈之学术也，本非从己，不必如法炮制。"清代李汝珍《镜花缘》第九十八回："即如法炮制，果然把阵破了。"照搬别人成功的经验，加以模仿、加以制作，这就是"如法炮制"作为成语在今日的意思。

　　炮制，作为一个词语出现，就与医药相关。在历史上又称"炮炙""制造""修治""修事"，中国最早的医方《五十二病方》首载炮、炙、燔、煅、细切、熬、酒渍等中药炮制方法，《黄帝内经》《神农本草经》也有关于中药炮制的记述，《伤寒论》《金匮要略》记载了近百种中药炮制方法，南北朝刘宋时期雷敩撰成《雷公炮炙论》，成为中国第一部炮制专著。

　　如法炮制，关键在于"法"，以炒、炙、煅、煨、烘焙的火制，纯净、粉碎、切制的修治，洗、淋、泡、润、漂、水飞的水制，煮、蒸、燀、淬的水火共制，以及制霜、发酵、发芽等方法，共建为炮制之"法"。

原材料经过炮制，可去除杂质及无用部分，增强药物的疗效，并使药物更加稳定和安全。我们可能有所接触，如代赭石、牡蛎、鳖甲等矿物、介壳药，用醋处理后质地松脆，既便于粉碎和减少煎煮时间，也有助于煎出有效成分。如桩白皮用麸炒，可以除去臭味。还有前文提到的清半夏、法半夏和姜半夏，即采用不同的炮制方法，使其适合不同的适应证。

"炮制"作为一个中医传统术语被沿用至今，其含义十分稳定。然而其从被通用词汇系统大规模使用时，便带上了贬义的色彩，虽然，我们说它是个中性词汇。

炮制若不得法，则无法确保"根正苗红"，容易变成"照猫画虎""依样画葫芦""东施效颦""邯郸学步"，炮制若不得依法、据法，则会变成明目张胆地胡作非为，小则造假制假，大则祸国殃民。

自古以来，中药材造假时常有之。梁代陶弘景在《本草经集注》中解密了不少造假手法："采送之家，传习治拙，真伪好恶莫测，所以有钟乳酢煮令白，细辛水渍使直，黄蜜蒸为甜，当归酒洒取润，螵蛸胶着桑枝，蜈蚣朱足令赤。"在当时，钟乳、细辛、当归、螵蛸、蜈蚣等都是较难得的药材，为了有个更好的"卖相"，人们绞尽脑汁作伪，陶弘景感叹："世用既久，转以成法，非复可改，末如之何？"

《本草纲目》中，李时珍引用了一个段子，"卖药者两眼，用药者一眼，服药者无眼"，我们应当有所体会，吃药的不如配药的懂，配药的不如卖药的精明。李时珍痛心道："巧诈百般，甘受其侮，甚至杀人，归咎用药，乃大关系，非此寻常，不可不慎也。"

有人对《本草经集注》《唐本草》《证类本草》《本草蒙筌》《本草纲目》等历代本草著作中所载药材造假、辨伪等条目进行梳理，发现魏晋南北朝及之前涉及的假药有 24 种，唐宋时期有 34 种，明代有 52 种，清代有 187 种。清人李光庭在《乡言解颐》中发出感叹："世上有名病，无名医；有真病，无真药。"

自打那入药的"龙骨"，变成了入殿堂的"甲骨"，进入了文人、藏家、官家的视野，成为文化品、珍稀品、热门品，对甲骨的"炮制"也应运而生。

一种是将没有文字的真实的甲骨，找个能刻字的人刻上文字，因为骨头有新的刻痕，所以人们会将这些甲骨埋在土里面，选取一个恰当的日子挖出来再做旧，混在真的甲骨中卖掉。一种是在已有的刻有文字的甲骨上面，将空白的地方也刻上文字，如此一来，字变多了那么价值自然也就更高了。再有一种，干脆从龟甲、牛骨的源头作假，再采用"自创文字"的办法，"炮制"大量莫名其妙的卜辞。

大量"炮制"甲骨的出现，搅乱了甲骨学的研究。于是，我们有了一门特别的学科，叫甲骨辨伪，这种畸形的产物愚弄和嘲讽着人类自己的文明。

　　"炮制"甲骨的受骗者不在少数，好在"四堂"也及时发现了不少端倪，但民间依然流通甚广，普通百姓甚至专业人士也难辨真假。其中最出名的受害者，还有一位"国际人士"，加拿大传教士明义士。他听说甲骨的秘密后，曾多次前往安阳抢购，收到甲骨后当宝贝似的小心翼翼地藏在箱子中。他一生搜集甲骨多达 50000 片，比当时收藏甲骨最多的罗振玉还要多 20000 片。但是过了段时间，存放箱子的房间里竟发出阵阵恶臭。他这才知道，自己新收购来的甲骨其实是由新骨头伪刻的。

　　这些伪造的甲骨，还为历史上攻击甲骨文存在的一派，增添了口实。如章太炎在他的《国故论衡》和《理惑论》中，就彻底怀疑以及全盘否定甲骨文的存在。即使是现在，网上还流传着一篇文章《甲骨文，中国学术界的一次集体造假盛宴？》，从根本去质疑甲骨文的真实性，着实悲催。

　　炮制一味药，炮制一套文物，炮制一段历史，炮制一番思想，炮制一个伟大的人设，假作真时真亦假，无为有处有还无。

先鸡后蛋

"跟着鸡的步伐,就能走遍全世界",写《当物种相遇》的唐娜·哈拉维这么说。的确,在当今世界,把其他家禽、家畜、家养动物全加起来,也没有鸡的数量多。据说,在我们这颗星球上时时刻刻都生存着200多亿只鸡,平均每人3只。这种情况已经持续很久了,在大约150年前,美国经济学家亨利·乔治就曾说过颇有意思的一句:"老鹰与人类都吃鸡肉。只不过老鹰越多,鸡越少;而人越多,鸡越多。"

鸡从哪里来?生物学家达尔文是这样认为的:家鸡的祖先是红色野鸡,其发源地在南亚次大陆的印度、斯里兰卡及其周围岛屿。但也有人认为,家鸡的祖先绝对不只红色野鸡一种,而是多种起源。对物种研究我并不擅长,但相信有个认识是共同的,像我心中至好学者苏秉琦教授，他提出的"不似一支蜡烛，而像满天星斗"的文明观。

1954年考古学家发现的两根小骨头，不说推翻达尔文的论调，但至少把中国家鸡的历史推前了几千年。在距今六千年左右的西安半坡村仰韶文化遗址一处堆积层里，有装着两根腿骨的一个瓦罐，经研究，确定这就是家鸡的骨头，并且这是中国发现的最早的家鸡骨头。不久后的1972年，在河北省武安市磁山村东的一处山坡上，来自一万年前的新石器早期的磁山文化遗址被首次发现，同时被发现的，就有鸡骨。这一发现，至少又把中国鸡的历史推前了三千年。并且，从最早的甲骨文、金文上考证，殷商时代已经有了"鸡"字。

鸡有了，那么蛋呢？江苏考古爱出蛋。我国早在1974年的江苏句容县西周土墩墓中就已经发现过一罐鸡蛋。这罐鸡蛋距今已有2800年的历史，是目前中国发现的年代最早的鸡蛋。后，在江苏省溧阳上兴镇的一座大型土墩墓中又发现了一罐春秋时期的鸡蛋，这罐满满当当的鸡蛋除了破损了一个以外，其余全部完好无损。鸡蛋作为随葬品，说明其在当时应算得上奢侈品。

文字上，肯定是先有鸡，后有蛋。"鸡"一字初见于商代甲骨文，而"蛋"一字在明代才出现于《字汇补·虫部》中，曰"蛋，俗呼鸟卵为蛋"。尽管在商周以前的考古发掘中，不乏与鸡蛋有关的遗迹和遗存，但在古文献里就是不见鸡蛋的踪影，直到《齐民要术》中出现"炒鸡子"："炒鸡子法。打破，著铜铛中，搅令黄白相杂。细擘葱白，下盐米、浑豉。麻油炒之。甚香美。”

咱们中国人讲究食药同源、药食双修，没错，鸡蛋也是一味药。李时珍在《本草纲目》中也称鸡蛋为"鸡子"，并分卵白和卵黄来说明药性和疗效。云："卵白，其气清，其性微寒；卵黄，其气浑，其性温……故卵白能清气，治伏热，目赤，咽痛……卵黄能补血，治下痢，胎产诸疾。"

不过，《本草纲目》里也提到很多禁忌，比如"和葱、蒜食之，气短"。这就与我们的认知相悖了。香葱炒鸡蛋是家家的日常美食，就连大蒜，我小时候都吃过大蒜拌鸡蛋，在蒜臼子里一起捣碎后加上香油和酱油，别提多美味了。

另有据李时珍转载的方子，要是有"伤寒发狂，烦躁热极"，就吞生鸡子一枚；要是有"天行呕逆，食入即吐"，就用温水煮一枚半生的鸡蛋，吞了它；要是"年深哮喘"，就把鸡蛋敲破一点，在尿缸中泡三四天再煮了吃；要是"预解痘毒"，就抓个蚯蚓来，放到鸡蛋里，蒸熟后把蚯蚓丢掉，把蛋给小孩吃掉，以后呢，每年立春吃一枚这种蛋，这辈子就不会再出痘了。并且，诸多方子里，除了用地龙，还有说泡到醋里的、泡到童子尿里的、泡到茅厕的。

这些方子在当下人们眼里，应该就属于"偏方"了。我亦理解，我也经历过打鸡血和练功的年代。鸡血是二十世纪八十年代的事情，有一种保健方法，叫作"鸡血疗法"，就是把一年生的大公鸡的血，抽出来给人注射。在老干部人群里曾经风靡一时。不过也如后来的练功"头戴锅盖接收宇宙信号"一样，很快消失了。这么看来，我们好像也没什么资格，说自己比古人更聪明。

就连西方医学雄赳赳、气昂昂地向着"更科学"的方向挺进的时候，"医学之父"希波克拉底却提出了"体液学"，他认为人生病是因为人的体液不平衡导致的，那么只要排掉多余的体液就可以痊愈了。这一学说，直接导致了欧洲持续上百年的"放血盛宴"。

我想来，在古代，面对着鸡蛋，生的最大的病，可能是馋病。

虽然没有提到鸡蛋，但《周礼·春官》中记载了："掌共（供）鸡牲，辨其物。大祭祀，夜呼旦以赐；凡国之大宾客、会同、军旅、丧纪，亦如之；凡国事为期，则告以时。"这么贵重的鸡，和太牢、少牢一样得杀了祭天的，哪能是寻常人随随便便就吃得到的。

有人找到秦汉时期的史料，做了一个计算。说当时一只鸡的价格为36钱，根据这个标准，秦汉五口之家的年余钱只能购买28只鸡。而汉代的书佐每月只有360钱的收入，如果他们将整个月的工资用来购买鸡，也只能买到10只。

馋病难治。不到重大节日，或者不来场大病，谁给你杀鸡？谁给你搞鸡蛋吃？

先锋柳兰

　　"野火烧不尽，春风吹又生"，背起来很熟悉，说起来很轻松，但是若能到现场看一看，便能马上体会这句话是何其沉重。

　　1987年，大兴安岭发生特大火灾，我被新华社临时任命为报道组组长，深入大兴安岭的满归林业局一线工作了一段时间。救火指挥部就设在满归一个老旧的建筑物里。依稀记得当年指挥部的成员有国家林业局的副部长董智勇、内蒙古自治区副主席白俊卿，还有黑龙江省的一个副省长，名字我忘记了。在临时设立的指挥部，他们心急火燎，转悠来转悠去，商量如何处置突如其来的天火。那场大火过后，至今给我的视觉冲击，久久难忘。我们进入满归后，从直升机上鸟瞰被烧过的森林林带，好似被老天爷拧开了一桶足以淹没大兴安岭的黑沥青，浇在了森林上。松林是黑的，草是黑的，小河是黑的，路是黑的，裸露在地表的明棺和墓碑是黑的，就连那些低矮的小砖房也是黑的。熊熊烈火将老林子中的腐败树木和朽蔫打盹的老草，一并吞食。那一刻，我感觉人在大自然面前，弱小，渺小。"人定胜天"那四个字，在那时那刻就是一句玩笑和诳语。

一个饱满成熟的森林，起码要经历三百年的发育和生长，才能根深叶茂，浓荫覆盖。这个其间，不排除电闪雷鸣造成的小火灾，也不能不防人为因素造成的大火灾。从人类的视角看，最好在有生之年见不到这种惨烈的场面。从大自然的角度看，三百年也就是一眨眼的工夫。森林一旦遇到天火，碰到不可抗拒的天灾，也只能束手无策，无可奈何。

与天斗是一种想法；不与天斗，顺其自然也是一种思路。人类了解自然界，认识自然界，尊重自然界，并与其和睦相处，是经历过数千年的沉痛教训换来的。后来我又去到大兴安岭，才看到一场大火燃烧过后，自然界的自我修复功能简直让人目瞪口呆。

想当时，密不透风、遮天蔽日的森林被地面火、树干火、树冠火掠过，狼藉与恐怖涂抹着每一棵树的树干和树枝。这种世界末日的景象，是任何一部惊悚大片都拍摄不出来的。

天空的灰烬飘浮不定，呛鼻的烟尘缭绕四野，一场小雨不急不缓地飘飘洒洒，透出些许敞亮和通透。黑黢黢的土地上，有一种野草噼里啪啦、争先恐后地钻出地面，它们爬出火烧后的迹地、河滩及砾石坡。一簇簇被称为柳兰的野草点缀出些许绿意，露出婀娜柔软的身姿。

柳兰，被植物学家誉为劫后重生的先锋植物、逆袭植物，不合时宜的植物，不屈不挠的植物。柳兰率先在过火后的不毛之地，宣告新的生机的重返和回归，好似一个机灵勇敢的侦察兵，又似一声清脆的口哨吹响在荒芜之中。

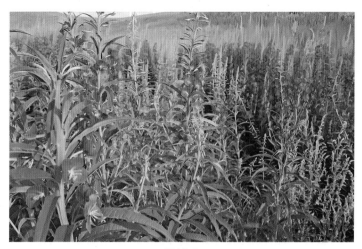

柳兰花丛

柳兰是草本植物，一簇簇地生长，花色有紫有红有蓝，根茎味辛、苦，性平。美食家们把柳兰的嫩苗当作沙拉的食材，农夫们则把柳兰的茎叶当作喂猪的好饲料。李时珍则认为柳兰有消除肿痛、滋润肠道、催生初乳的三大功效。据《湖北中草药志》记载，其可主治跌打伤肿、骨折、风湿痹痛、痛经等症。

大兴安岭山脉是各种野生动植物的共享平台，在32万平方千米的土地上繁衍生息着寒温带马鹿、梅花鹿、棕熊、紫貂、棒鸡、天鹅、獐、麋鹿、野猪、乌鸡、雪兔、狍子等各种珍禽异兽400余种，野生植物1000余种，成为中国高纬度地区不可多得的野生动植物乐园。在这个由庞大动植物群组成的大森林中，柳兰只是其中的一种。它们之间分工明确，似乎老天爷早有预测和安排。

森林里这种奇怪的共生共存现象似乎不好理解，其实非常好理解。你站在低矮的小树和微不足道的野草的视角去审视，就看到在遮天蔽日的气氛中，老林子的枝枝杈杈在天空张牙舞爪，雨来跳趿交际舞，风来蹦趿摇摆舞，无风无雨是磨磨蹭蹭的肚皮舞。它们分配每一寸阳光，每一滴雨水，甚至每一丝的无痕无迹的风。置身其中，便不需要什么烧脑的大道理。

年轻的矮树、柔弱的小草在森林阴影的交织和压制下，永远长不高、长不大、长不好。久而久之，森林中老树就会越来越多，而青壮年树木愈发稀少，整个植物群落开始趋于老龄化。此时，忽来一场小火或者大火。不管是春季还是秋季，沉闷、沉默、沉迷、阴暗、阴湿、阴气十足的老林子在野火的拨弄下，非常不情愿地给小树小草留一个生长的"窗口期"。

柳兰则扮演了敢为天下先的角色，匍匐前行，为后来的植物探求一条勃勃生机、绿意盎然的道路。

所谓先锋植物，是指群落演替中最先出现的植物，具有生长快、生命力极其顽强、扩散能力强等特点。它们能在貌似没有可能存活的地带顽强活下来，还需要一个条件：保证它们的独立自由。它们不喜欢结党营私、拉帮结派，更不愿意相互遮阴和根际竞争。

所以，先锋柳兰的使命一旦完成，便面临着生命中的下一项重大挑战：不被后来的种群排挤掉，拼命活下去。

国老甘草

在一代女皇武则天执政时期，她称狄仁杰为"国老"。任大理寺丞期间，狄仁杰刚正廉明，夙夜在公，一年时间判决了大量积案，涉及1.7万人，无一诉冤。当时听政的武则天觉得这个人一心秉公、刚正不阿，可以担当大任，她对狄仁杰的倚重和信任，让这段备受争议的历史中多了一段佳话。

武则天常称狄仁杰为"国老"，不仅称呼高举，也有亲力实为。在朝堂之上，武则天特许狄仁杰不行君臣之礼。狄仁杰病故后，武则天哭泣道"朝堂空也"。

翻遍历史书籍，能被誉为"真纯忠"的恐怕没有几个人。一心一意辅佐女皇武则天的宰相狄仁杰，堪称国之栋梁、大唐楷模。他既有"国老"之名，更有"国老"之实。

国老是什么？重臣、良相、人中俊杰也，在先秦时期就有了。帝王除了会把重臣称为"国老"，还会把在宫廷中负责教化帝王大臣德风的官员称为"国老"，有人称之为"帝王师"，也有把从重要位置上退下来的人士称为"国老"，比如孔子回到鲁国后，鲁人尊称其"国老"。

在南朝时，医药学家陶弘景称一种植物为"国老"，即甘草。甘草入药，也有两千多年的历史。唐代医家甄权说："诸药中甘草为君，治七十二种乳石毒，解一千二百般草木毒，调和众药有功，故有国老之号。"《本草纲目》总结得最好："盖甘味主中，有升降浮沉，可上可下，可外可内，有和有缓，有补有泄，居中之道尽矣。"

中医药学里，有个非常重要的概念"调和之道"，和合是其鲜明的特征，并以整体观念和辨证施治的方法贯彻，以不同而相和的事物融合而产生新的事物，兼具科学性和人文属性。中药还有"四气五味"之说，四气指药物有寒、热、温、凉四种不同的药性，五味指药物有酸、苦、甘、辛、咸五种不同的药味。这些概念已经散落贯彻到我们的生活中，比如我们都知道干姜吃多了上火，这是热；石膏用多了会腹泻，这是凉。

而甘草则温和平稳，和热药同用，可以缓解热药的过热之处；和寒药同用，可以缓和寒药的过凉之处；和补药同用，能缓和补力，使作用缓慢而持久；和寒热相杂的药物一起使用，可以协调其持平；和有毒的药物同用，可以缓解其毒性。与甘草常常

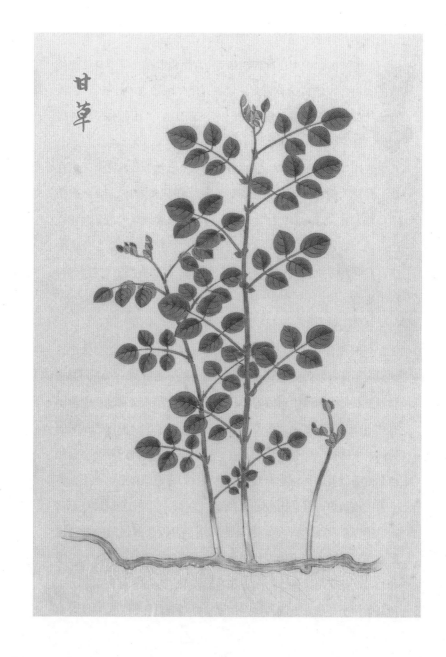

甘草

搭班子的经典配伍中，常见菊花、黄芪、陈皮、茯苓、人参等。就连日常食物中，都常常有甘草绿豆汤、甘草糯米糍。

然而，如李时珍所说，甘草"居中之道尽矣"，辛弃疾当年也曾在《千年调》里说道："寒与热，总随人，甘国老。"他用甘草可以随处入方，不拘主药寒热温凉，皆能配合协调的特点，来隐喻那些俯仰随流、八面玲珑的世俗小人，来讽刺那些"你好我好大家好"、不分善恶是非、万事调和的官员。

居中之道，中庸之道。如先儒孔子的"中庸"和被后世庸俗化了中庸鼎立的局面，一边是忠恕宽容、至诚尽性、平衡和度的中庸；另一边是一种糊涂哲学，一种和稀泥的官场生存哲学，一番评价人木讷平凡的指摘。它们已经天差地别。

狄仁杰"中庸"，狄仁杰也不"庸"。你看那狄仁杰，武则天说其"地华簪组，材标栋干。城府凝深，宫墙峻邈。有八龙之艺术，兼三冬之文史。雅达政方，早膺朝寄。出移节传，播良守之风；入践台阁，得名臣之体"。斗南一人的狄仁杰并不是个对权势俯首帖耳的主顾，他对谁都不留面子、心直口快、时常廷争，女皇武则天"每屈意从之"。

甘草"中庸"，甘草也不"庸"。是不是甘草命中注定主打一个陪伴？不的是。甘草自身富含膳食纤维和多种营养物质，既可补气，又可养脾胃；甘草富含甘草酸、甘草黄酮等物质，干嚼就有止咳化痰的功效；甘草可以泻心火，抑制胃酸分泌，修复肠胃。《图经本草》中记载："甘草能解百药毒，为众药之要。"

在原野里，在干旱的沙漠、荒漠和丘陵地带，甘草攻城略地的本领绝不逊色，在阴湿的河滩、沟渠、田埂上，在甘草丛生的地方，你能体会到"立锥之地"的强盛：它们在你看不见的地方延伸再延伸。

甘草不是因为不够强，而是因为各方面都太强，又不自恃其强，才在草药大军中结交了这么多知心好友、知性老友。

　　山东威海乳山的牡蛎非常有名，也非常好吃。一日与朋友们饕餮，朋友家四五岁的小孩突然问道："牡蛎是母的吗？"众人一时间愣住。

　　牡蛎是母的吗？这个问题有答案，但是这个问题不好回答，尤其是这个问题不好简单明了地给小朋友回答。

　　牡蛎可以是母的，也可以是公的，也可以是公母兼具的，也就是"雌雄同体"。很多牡蛎幼龄时为雄性，但同时拥有两性生殖腺，可在雌雄两性间来回转换。通常情况下，精子会较于卵子优先形成，因此在第一次性成熟时，牡蛎多以雄性为主，第二年的性别由营养条件决定。牡蛎会变性也是其基于环境所做出的选择，总体来说，体内蛋白质代谢旺盛时，雌性相占优势；碳水化合物代谢旺盛时，雄性相则占据主导地位。

如果你抓起一只牡蛎问，这个是公是母？单从外壳上看，很难辨别牡蛎的性别，因为两者外表根本没差别。如果一定要进行分辨，则需要仔细检视它的生殖腺有无颗粒（如果肉眼能找到的话），如果有就是雌性，没有就是雄性——当然仅限此时此刻，以前和以后，咱不知道。

后来，我也不清楚朋友跟自家娃娃正经解释了没有，解释清楚了没有，如果有，我倒是想听听他的版本。

在男同胞时而神秘兮兮的眼神中，牡蛎是一种爽口的食物和半种神奇的药物。作为药物的牡蛎，很久以前就出现在《神农本草经》中："牡蛎味咸，平。主伤寒寒热，温疟洒洒，惊恚怒气，除拘缓鼠瘘，女子带下赤白。久服，强骨节，杀邪气，延年。一名蛎蛤，生池泽。"在李时珍收录的方子中，则是端倪尽显：不仅是心脾气痛、虚劳盗汗可用牡蛎，就连梦遗便溏、水病囊肿、小便数多也可用牡蛎，"多食之，能细活皮肤，补肾壮阳，并能治虚，解丹毒"。所以牡蛎拥有一些强盛的别名，国人的"海底人参"，西方的"神赐魔食"，还有日本人的"根之源"。

牡蛎的"牡"字，其本义是指鸟兽的雄性，与"牝"字相对应。牡，左牛右土；牝，左牛右匕。《史记·龟策列传》："鸟兽有牡"，鸟兽分公母，有牡就有牝。有牡牛、牡马、牡羊；反之，有牝马、牝牛、牝羊。

那么，是不是古人眼中的牡蛎，是雄性的？

《说文解字》里说"'蛤厉'千岁雀所化，秦谓之'牡蛎'"，可见"牡蛎"这一称呼甚早有之。陶弘景在《本草经集注》中进一步解释："牡蛎是百岁雕所化，道家以左顾者是雄，故名牡蛎，右顾者则牝蛎；向南视之口邪，向东为左顾。"陶氏以其壳的朝向区分公母，并且还对牡蛎有了公牡蛎和母牡蛎之分。

唐代陈藏器不以为然，"天生万物皆有牡牝。惟蛎是咸水结成，块然不动，阴阳之道，何从而生？"段成式也存疑道："牡蛎言牡，非谓雄也。且如丹，岂有牝丹乎？此物无目，更何顾？"

后来，李时珍在《本草纲目》中倒是总结得八九不离十："蛤蚌之属，皆有胎生、卵生。独此化生，纯雄无雌，故得牡名。曰蛎曰蠔，言其粗大也。"个中，"纯雄无雌"不准确，但是"言其粗大也"非常有道理。牡，从泛指雄性鸟兽牲畜，到泛指阳物、凸起、丘陵等，还泛化出壮、大、繁茂的意思，如"牡丹"。

至此，谜底在李时珍眼中近乎揭晓：牡蛎就是大蛤蜊。

《霸王别姬》里，少年主人公小豆子有这样一句经典台词："我本是女娇娥，又不是男儿郎。"雄兔脚扑朔，雌兔眼迷离。对人类来说，性别是出生时自带的一种"角色设定"，就算开放时代的"人设设定""思想设定""环境设定"也无法改变这一自然状态。但在广阔的自然界中，很多动物天生拥有"变性"这项技能，有的是受环境影响，有的则是出于繁衍的目的。比如雌雄同体并能转化性别的海鳗鱼，一天内可多次变性的石斑鱼，根据体型"选择"自身性别的小丑鱼，都是自然界神奇的生存法的案例。

出于久远生成的阴阳观、天地观、乾坤观，古人很难打开界限去认识这一点，并去证实和证伪。不过，鸟鸣、蛙声、蝉噪、狗吠、羊咩，一切一切的动静，无非是寻找对方。寻找不到对方，那就寻觅他乡。

　　"世界是我的牡蛎。"莎士比亚戏剧《温莎的风流娘儿们》中，这一句意味深长。

有
贝
无
患

在内蒙古赤峰市敖汉旗兴隆沟遗址的发掘中，曾一次出土了290件贝壳，其中三分之一的贝壳上有人工钻孔的痕迹。这么多海贝一次性地出土，且多作为项链或简单镶嵌，无论是在人生前还是死后，贝壳早先作为一种装饰品，是确定无疑的。我在赤峰红山文化博物馆中也曾经目睹过一具女性遗骨，其眼眶中、口腔里都镶嵌着被打磨过的贝壳，白白的小贝壳犹如刚从口腔医院做好的义齿"好莱坞一号白"，精美整齐。

这些贝壳，同明代中叶还在云南地区使用的贝币相比，两者的形状十分相似。但贝壳到底是不是最早作为商品交换的货币，不好确定。贝壳作为基础货币，或贝壳作为主要货币，总是有点牵强。《盐铁论·错币》中说，"夏后以玄贝"，这些代币在夏朝使用的时候沿用了远古时期的单位"朋"，十枚为一朋。有个青岛博物馆的友人考据，十朋在夏商之年能换得百亩所用之耕具良田。这多少有点可疑，内陆地区的贝壳分布虽不如在海边密集，但随着地质条件变迁，诸多淡水水域中也时常可见。如若"朋"是如此值钱，可能会直接导致"货币超发"。

在我国东南沿海一带的福建、广东、广西、海南等地，考古学家们已经发现了石器时代的许多"贝丘遗址"，它们层层叠叠，形状各异，颇为壮观。像广东阳春独石仔遗址，是一处旧石器时代向新石器时代过渡的遗址，在遗址中发现了许多海螺壳、蚌壳等。许多海螺壳的底部有被敲碎的痕迹，看来，先民们早已懂得通过砸碎海螺的方式来取出螺肉以供食用。

到夏商周时期，地处中原的统治者们已经可以品尝来自大海的美味了。《周礼·天官冢宰第一》中记载了一些专门掌管膳食的官员，例如庖人、渔人、鳖人等。其中，渔人、鳖人的任务，就是捕捉鱼虾贝类，并将其中的一部分制成干鱼、干贝等，用作祭祀的祭品。捕捞到的海鲜，还有一部分要送到"醢人"那里。"醢"指的是肉酱，醢人会将捕捞到的海鲜制成鱼醢、蠃醢等，也就是鱼酱、蛤蜊肉酱，便于储存。

在食用、加工、使用、装饰贝类的过程中，人们发现了贝类的壳，也是一味神奇的药材。《神农本草经》记载，海蛤壳主胸痛，贝子则主目翳、鬼注虫毒、腹痛。《本草纲目》说，瓦楞子能消血块，散痰积，瓦楞子即泥蚶、毛蚶的壳。《嘉祐本草》

说，贻贝，也即淡菜、海虹，能治虚劳伤惫，精血少者，及吐血。《雷公炮炙论》还有蛤粉的制作记载："凡使海蛤，用浆水煮一伏时，每一两入地骨皮、新柏叶各二两，同煮一伏时，东流水淘三次，捣粉用。"

从装饰、财富、交易、入药、餐饮的角度来说，真的是"有贝无患"。从时间线上来说，贝，从食用、图腾、装饰走来，进入财富、交易、药用的领域。

持贝者巫，代言者觋。部落之巫有真知灼见传达四方，觋戴上象征"巫亲授"之贝壳项链、贝壳手串，开启走访授业之旅。

进入父系社会以后，脖子上戴有一圈圈贝壳，不仅有装饰美化的功能，还有象征的意义，代表着拥有更多的女人，也意味着权力和财富。作为大自然最好的赠品，它既不像宝石一样稀少，也不像动物羽毛一样容易破损。久而久之，贝壳已经摆脱了实用的功能，更成为一种当时"奢侈品"，具有了文化价值和保存价值，具有了流通性，进入等价交换的领域。

此后，贝与财富产生了正相关。在此后，一个贝字，加加减减就是人类喋喋不休、打打杀杀的一部奋斗史、战争史。

财富是荒野上奔突的一只孤狼，有大动静时，它是野狼嚎；有小动静时，它是嚎野狼。涉及财富有关的带贝字旁的字有二百多个：呗、贞、则、负、贡、财、员、责、贤、账、败、赊、货、质、贩、贪、贫、购、贯、贮、贿、赂、赈、贾、贰、贷、贺、贻、赌、赎、赔、赠、赡、赏、资、贱等，每个字后面都有一个不可告人的秘密和不清不楚的故事。

所以，真的是"有贝无患"吗？

"贝"交给谁看管，谁便成了权益的代言人，并且，养足了历朝历代一些吃腥的猫。如"贼"字。

贼，本意是派手握五种利器的人，重兵把守宝库。但看着看着，被看管的财富就悄无声息地变成看管人的了。见财起心、见色起意，人的欲望之门都是通过一双眼睛，一对耳朵，一个所谓人性的基因打开的。

俗语里云，窃钩者诛，窃国者侯。开国皇帝里，既有戎马一生、纵策江山的，也有监守自盗、始乱终弃的，还有杀父弑母、坑兄害弟的，这类才真正被视为大贼。相比之下，那些指鹿为马、骂骂小毛贼的，也许是在指桑骂槐、含沙射影。忌讳久了，敏感久了，人们便有了视而不见、听而不闻的惯性。

当贼的意思变成了抖机灵，就在方言里频频出现了：贼着呢，这人真贼，这小子贼坏，这事儿贼好。

孔子也曾经使用过贼字：原壤是与孔子人设截然相反的一个老朋友，他的母亲去世了，他在棺材上唱歌跳舞，不拘小节。孔子循规蹈矩了一辈子，便特别羡慕其潇洒无羁、放纵自由的一生，反讽自己才是"老而不死是之贼"。

有贝，有贼，还有赃、贪、贿、赂、赌、赔。贝是人心的画像。

一匹草

一匹马、一头驴、一条狗、一棵草……不，一匹草。

是的，不是一批草，也不是一披草，是一匹草。它生于树上，或大山岩边的干燥地带，分布于广西、四川、云南，北方极少见到。除了叫一匹草，这种草还叫"一匹叶"。

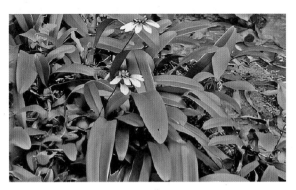

一匹草

匹，最早见于甲骨文。古代计算布帛长度的单位，本义为布帛一，引申有匹配、辅助义。匹，可作动词、名词、形容词、量词。作匹配意的时候，见李白《登峨眉山》诗："蜀国多仙山，峨眉邈难匹。"作匹敌意的时候，见《左传·僖公二十三年》："秦、晋匹也，何以卑我？"作形容词用的时候，见《京本通俗小说·西山一窟鬼》："教授看见，大叫一声，匹然倒地。"

这"一匹草"多记录于地方志，据《四川中药志》说，"祛风，除湿，活血，消食积。治痨病，妇女虚弱，男子肾亏"。此外，在《民间常用草药汇编》中有收录，其"治咳嗽吐血"，在《本草纲目》等主流官方典籍中没有出现。

看看"匹"字在四川方言中的使用，读起"一匹草"就会越来越顺口。虽然四川位于中国的西南方，但由于四川话的语音、语法等特征与北方官话方言的相似性较高，因此它在语言学上被归为北方方言之一。

四川话里的形容词非常有意思，比如白不说白，说"迅白"；黑不说黑，说"确黑"；轻不说轻，说"捞轻"；重不说重，说"帮重"。朋友们也都熟悉一些自带喜感的语句，比如"你抓子"意为"你在做啥子"，"雄起"意为"加油"。

匹，用于形容山和某些长条形东西，像一匹布、一匹叶子。匹还被用于指马、驴、骡或其他动物的量词，像几匹马、一匹骡子。

其实，四川话古称"蜀语"，在西汉末年就形成了较为统一的特色，古文献中偶尔提及，像葛洪《抱朴子》中"有一人姓李名宽，至吴而蜀语，能祝水治病颇愈"。遂宁人李实所撰《蜀语》，收录570多条蜀中流行的方言词语，其中大部分至今仍然通用。这部音注材料反映出来的语音特点，显示出中古全浊声母当时已经清化，与古汉字读音的流变路径相同。

今天的四川话音系，则当是在明末清初湖广人大规模移民后才形成的，就是著名的"湖广填四川"。大移民之初，多数新川人操湖南湖北话，后来清王朝初定后，出于巩固西南边防等方面考虑继续大面积移民；与此同时，北边的陕甘地区人民也出于种种原因大量移民四川。就这样，旗人的官话，加上陕甘地区移民的北方方言，与先期移民四川的两湖地区人民所操湖广话结合，就形成了现在的四川话。

我曾经恶作剧让四川朋友读一则当年光明牛奶的广告："百分百好'刘'，产百分百好'来'（奶），光明'刘来'（牛奶）。"其实四川、湖南、湖北、安徽等地都保留着"n、l不分"的发音习惯。

中国进入以大一统为目的的大时代后，书同文、车同轨，便捷不少，然而除了很多文字被遗忘于大一统或进行了重新建构外，语音也是一个大问题。古音、国音、夏音、今音，随着民族迁徙、经济发展、文化更新进行着变迁，但幸运的是，中华文化不像其他古文明发生了横生断裂，文明有体系地进行变化。

在渝东巫山等地，尤其是在一些偏远乡村，保留着一些非常有趣的音变和文字的置换。老人说："现在的年轻人呐，晓不得干（艰）难辛苦，结个婚动不动要有车有房，房子小了还不行，还讲几室几厅，哪像我们当年，单位上分一两干（间）小房子，用报纸糊糊窗户，贴个红双喜就满足了。"讲这话的婆婆是我邻居，已年逾七旬。老大娘对城里来的客人说："树上的橘子，你们只要喜欢，赶（拣）个大的，尽管多摘些。"艰发干音、拣发赶音，细细想来，似乎还有规律可循。还比如，我们说的"咸吃萝卜淡操心"，当地说"含"吃萝卜淡操心；比如"陷进泥潭"，当地说是"汗"进泥潭。

历史上，每个地方的通用语言几乎都有方言作为官方用语，称"雅言"。早期是关中雅言，即现在陕西西安附近的口音，后期是中原雅言发展到顶峰，并随着唐诗宋词的繁荣从而得到广泛传播。并且，历史上统一的朝代几乎都有自己的字典，用来规范读音，如隋朝的《切韵》、唐朝的《唐韵》等。老祖宗们发明了一种比较复杂的拼音方式——正切，雍正以后称反切。就是用两个字拼一个字，即采用前一个字的声母和后一个字的韵母来拼一个字。如果不是熟知用哪些字进行正切，认知的困难还是蛮大的。

想来，一匹草的"匹"就是倔强的川音与四面八方来客的混合体：匹字作为计量单位非常好用，那么，这株根茎粗壮、开着伞形花朵的草儿，就叫"一匹草"吧。

鸟不服

植物里就有一种灌木，叶、茎、枝生满长短不一的毛刺，学名是"刺楸"。民间谓之鸟不服、鹰不拍、大鹰不扑、鹰不泊、雀不站、鹊不踏、大叶鸟不企、老鸦拍。

李时珍对刺楸的看法，自然与鸟儿不同。《本草纲目》记载，刺楸有祛风湿、利小便、消肿毒的功效，专治关节疼痛、肌肉麻木、痢疾、疔疮、瘰疬等。

浑身上下生满刺的刺楸问鸟儿怕不怕？问鸟儿服不服？不怕你就来，不服你就试一试。一株灌木同各种鸟儿问答，比试一番高下，才有了妙趣横生的名字。

心服口服是真服气，口服心不服是假服气，是迫于压力而装作服气的伪服气。这看着就让人发怵的大词，我心想，起名的

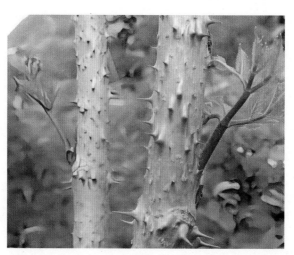

刺楤

那个老乡，就看到了这几种鸟，要是把森林里的百鸟都拉来，那就是"一百种不服"了。

还好首先发现刺楤的是山中或近水潮湿处的老乡。还好这老乡，发现的是刺楤而不是玫瑰，不然，以玫瑰多刺又傲气的个性，它就不会被用来指代爱情，而是也被叫作"什么不服"了。

二十世纪八十年代初，我在内蒙古大学汉语语言文学系读书，在一场诗歌朗诵会上，我上台念了一首小诗。其中一句是：爱情啊，就像钢丝面。

到了台下，同学好心提醒我："爱情，它不是像玫瑰一样吗？"

我说："你见过玫瑰吗？我见过玫瑰吗？你的那个她见过玫瑰吗？"

那个年代，火热、年轻，空气中洋溢着对信息的饥渴，对文学的热爱，手捧托尔斯泰、巴尔扎克、契诃夫的同学们，仿佛手牵着睿智的兄长、彼岸的乡亲，我们都在疯狂地认识、再认识这个世界。

安托·法勃尔·多里维说："人类是一种使思想开花结果的植物，犹如玫瑰树上绽放玫瑰，苹果树上结满苹果。"杜·伽尔说："我的朋友，你是在这荒凉的世界为我而开放的温馨的玫瑰。把我深深的忧郁藏在你这位朋友之心的深处吧！"爱默生说："朋友，这就是我的肺腑之言。因为有了你，蓝天才广阔无垠；因为有了你，玫瑰才火红艳丽。"戈德曼说："我宁愿桌子上有玫瑰，不愿颈上缀钻石。"

我读过玫瑰，没有见过玫瑰，我见过钢丝面。

钢丝面，是我在包头长大的日子里常吃的主食，它的主要原料是玉米面，形状就像饸饹面。这钢丝面，金黄的、细细的、硬硬的，硬得像铁丝一样，难咀嚼，不易吞咽。

爱情啊，你就像钢丝面。

在那个谈爱情色变的年代，我写爱情，写爱情的难以下咽。

在那个不浪漫的年代，写不出假的浪漫。

后来的后来，我见过玫瑰了。

我的同学也老了，他跟我说：玫瑰不服钢丝面。

说到不服，鸳鸯也不服了。

鸳鸯。鸳指雄鸟，鸯指雌鸟，造就了"鸳鸯"这个合成词。

鸳鸯，比鸟大，比鸭小，栖息于池沼之上，雌雄常在一起。文人墨客看一眼，鸳鸯就成为笔下忠贞不渝、千古爱情的典范。他们动情地说："鸟语花香三月春，鸳鸯交颈双双飞。"他们赞美鸳鸯是至深之情的表率，相传它们一旦结为夫妻，便成为终生伴侣，永不分离。如果其中一只死了，另一只往往终身不嫁或不娶，孤单地度过凄凉的岁月。

这样，便符合了"有情人终成眷属"这个活跃于很多影视剧甚至文学作品的正确桥段，也符合了古今传说中各对情侣、怨侣、奇侣的正确人设。

如果有鸟语，鸟们会为这个段子笑上一百次。

在动物学家的眼里，鸳是一只大色鸟。色鸟非坏鸟，鸟性使然。在自然界，鸳鸯选择配偶并非终生不变。它们只是在交配期双双成对、形影不离，但交配以后，鸳就会另找新鸯，鸯在育子后，也去另寻新鸳。只是鸳鸯总是成双成对地出现在人们的视野里，只是此鸳非彼鸳，此鸯非彼鸯。

鸳鸯被作为一种爱情忠贞不渝的象征，充斥着我们对爱情的误解和想象。

有人说："人类之所以比动物高级是因为人类有语言系统，而动物没有。"这个观念是错误的。科学研究发现，很多动物也同样具备语言系统，只是和人类的系统不一样，我们无法使用统一标准的语言进行交流与沟通而已。

蜻蜓交配的时候，会形成心形的姿势。在蜻蜓大家族中，大多雄性才不会追求雌性，而是直接"追捕"！只要相中她，就会紧紧相随。一旦靠近，就简单粗暴地挑逗，如果雌性接受，就把生殖器和雄性的贴在一起。至此，组成我们看到的"浪漫"的心形。人们被这浪漫的婚配感动坏了。

真相，往往是灰头土脸的。

如果蜻蜓能说话，蜻蜓就"各种不服"了。

神茶郁垒

尉迟敬德、秦叔宝、神茶、郁垒，是我国民间流量最高的四大门神。尉迟敬德、秦叔宝由于电影、电视剧、文学作品的烘托，最为人所知。而"神茶"和"郁垒"两位门神，因为年代久远，名字也不够朗朗上口，被"只可远观而不可亵玩"许多年。

自先秦以来，上自天子，下至庶人，皆崇拜门神。周代，"祀门"活动是极为重要的一项典礼。《礼记·祭法》云："王为群姓立七祀，诸侯为国立五祀，大夫立三祀，适士立二祀，有门、庶士、庶人立一祀，或立户，或立灶。"

而在更早的"门神"传说中，神茶和郁垒二神，早已出现在《山海经》《风俗通义》《重修纬书集成》《三教源流搜神大全》中。

远古时代，初民从穴居野处走来，在依山傍水的阳坡上搭建了最为简陋的窝棚、茅屋、草舍，划开了一个跟"居""家""主"有关的大时代之门。但野外采集和刀耕火种依然是初民们生存的重要手段。

　　夜晚身居大荒世界，豺狼虎豹的偷袭，蟒蛇毒虫的叮咬，门，是阻挡各种莫名其妙的野兽猛禽的第一道安全线。门里是一个相对安全的地方，门外是一个相对不稳定的世界。门，对于初民既有肉体上的保护作用，又有精神上的庇护依托。

　　那个年代，巫觋是最大的网红。跟"门"有关的神荼和郁垒，则是那个年代最为著名的大众情人，人见人爱。大巫们辨识香草毒草，掌握野兽的生活规律，负责祭祀祖先和神灵，还担负着繁重的接生任务。巫与觋的存在，是一种精神的稳定剂，是克服困难的无形力量。

　　在星罗棋布的部落群中，有一个大觋，被人们称为神荼。对于靠采集为生的女子团队而言，神荼就是一个活生生的保护神和品鉴毒草香草的美食家。神荼有着过人的直觉和毒辣的眼神，懂得许许多多种草木的用途和疗效，哪些可以入口，哪些碰都不能碰一下，哪些必须远离。与神荼在一起，就有依靠，就有胆量，就有底气，就有信心和勇气。

　　神荼发现，越是毒素含量大的花花草草，越能让人昏昏欲睡，死都不知道怎么死的。在其一而再、再而三的谆谆教诲下，初民们在采摘过程中，能够清晰、快捷地分辨可食和不可食的植物，并把容易忽略的剧毒花草挂在门口、墙头，时时刻刻警示众人，吓唬猛兽。久而久之，这种实用的方式成为一种风俗。

荼作为一种植物，从神明时期便是自带流量。其上部"艸"作形旁，表示与草木有关；下部"余"作声旁，指示读音，上古"余"与"荼"音近。"荼"字从艸，最初的基本义指一种苦菜。《诗经·邶风·谷风》"谁谓荼苦"和《诗经·大雅·绵》"堇荼如饴"，都释"荼"为"苦菜也"，《尔雅·释草》中也确认了这一点。

和苦菜之"苦"后来又指人的痛苦一样，"荼"很早就有了痛苦或毒害、残害（即使人痛苦）的含义。如《尚书·汤诰》："尔万方百姓，罹其凶害，弗忍荼毒。"此处荼毒指所受的痛苦，后多指残害，如荼毒生灵。

除此之外，"荼"还用来表示茅草、芦、荻一类植物的白花。《诗经·郑风·出其东门》"有女如荼"，毛传释"荼"为"英荼也。言皆丧服也"，郑笺谓"英荼"为"茅秀，物之轻者"。这是以女子身着之"缟衣"喻为"英荼"，即"茅秀"。这是"荼"的另一个常用义。当这些植物秀穗开花之时，远远望去，一片洁白，因此，古人以"如火如荼"来分别形容身着红甲与身着白甲的阵容之盛。后来，又用"如火如荼"形容气势磅礴、气氛热烈或情绪激昂。

北宋训诂大家邢昺曾说"荼"："叶似苦苣而细，断之有白汁。花黄似菊，堪食，但苦耳。"他说的荼，形似又神似今天的苦菊。经查，中药中的"荼草"，又叫游冬、野苦马、紫苦菜、菫菜、苦苣、苦荬、老鸦苦荬、滇苦菜、苦马菜和苦菊。

但是寇宗奭《本草衍义》又说了："苦荼即今之茶也。"明代杨慎也在《丹铅杂录》里讲："茶即古荼，音涂。"后来，李时珍《本草纲目》把茶放入可茹草本之菜部，并说："苦寒无毒，为性冷，人所厌恶，但有驱逐五脏之邪气、镇定神经、强壮精神、使人忍饥寒、防衰老诸效能。"前段是指苦菜，但书是指茶叶，两者混为一谈，造成后人很多误解。

"荼"字从此"脚踩两只船"，既指一种草本植物——苦菜，又指一种木本植物——茶。在《尔雅》里，一会儿把"荼"解释为"苦菜"，一会儿把"槚"解释为"苦荼"，混淆不清。陆羽从"荼"里把"茶"字"解放"出来，别开天地，另立招牌，使概念明确，指代清晰。

至于茶的文化，那又是一番大大的天地，值得再起一本书。

方才有表，神荼鉴草功劳甚大，郁垒则紧随其后。他将采摘回来的果实及其茎叶，分门别类地进行处理和加工。把多余的植物精华经过酿制而成为避暑驱寒的佳酿，达到忘忧、解乏、提神醒脑的作用。而将具有特殊味道的植物晒干后，搓成碎末，用来吸食、熏蒸、祭祀。

从神荼和郁垒扮演的角色来看，一个是植物学的教授，一个是治疗各种灵肉疾病的心理医生、大中医、大巫医。

初民将神荼和郁垒视为偶像，并将其刻画在清香扑鼻的桃木上，挂在简陋的门上，期望借助其力量，安神镇痛、驱邪避祸，渐渐成为一种不公开的秘密。解锁秘密唯一的利器是时间和人类管不住的嘴巴，张挂神荼、郁垒就成为那个时代的一种时髦现象。

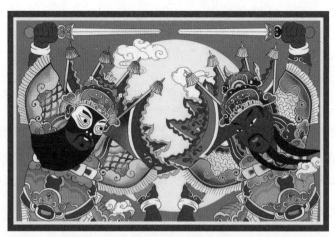

国潮插画神荼郁垒

门神因其独特的魅力，从每家每户的微型植物博物馆，变成一种生存的符号，也使得神荼、郁垒成为一个个部落里家喻户晓的大众英雄，大众情人，一代名觋。

神荼郁垒，也是中草药界的神农、扁鹊、张仲景、孙思邈、宋慈、李时珍，世人敬仰爱戴，也以神、圣、祖称之。

悲伤这种病

北京的初秋，我在视频号上刷到一个特别的标题：警惕悲秋综合征！视频配文说，立秋以来，北京回龙观医院精神科就诊人数明显增多，较以往增加了 20% 左右。精神科副主任医师提醒大家：秋冬交替万物凋零，人们容易产生伤感情绪，是抑郁症等"情绪病"的高发季节。

医圣张仲景在《金匮要略》中曾留下经典药方"甘麦大枣汤"，主治情绪悲伤欲哭、失眠、烦躁、惊惧。宋代陈言的《三因方》有"小定志丸"，主治心气不足、五脏不足而引起的忧愁不乐、忽忽喜忘、朝差暮剧、暮差朝发。明代龚廷贤的《寿世保元》有"分心气饮"，主治忧愁思虑、愤怒伤神，或临食恩戚，或事不遂意，抑郁之气留滞不散。清代医学家费伯雄则在《医醇剩义》中推荐"萱草忘忧汤"，可以除烦解郁、安神益智，解

"忧愁太过，忽忽不乐，洒淅恶寒，痰气不清"。

除了药物疗法，先人也早就认识并使用了"软疗法"，即"情志疗法"。在《黄帝内经·素问》中，有经典名段曰："怒伤肝，悲胜怒；喜伤心，恐胜喜；思伤脾，怒胜思；忧伤肺，喜胜忧；恐伤肾，思胜恐。"中医所说的"七情"指喜、怒、忧、思、悲、恐、惊七种情绪。在五行学说的影响下，《内经》将七情归纳为喜、怒、忧、思、恐"五志"。所谓相生相克、情志相胜。东汉末年医学家华佗、金代名医张从正都是运用情志疗法于临床的高手。

悲有几悲？实则，七情六欲皆喜悲。提到"悲"，我们想到一些面孔、一些情绪，想到悲伤、悲欢、悲剧这样的词汇。

古人造字时，留下简简单单三大悲：悲、愗、恬。

悲，"心"加"非"，"非"是古人控制牛的鼻环。牛鼻是牛身上最怕疼的地方，当牛野性发作时，牵住鼻环就不会反抗。古时，被卜有羔是悲，被野兽咬伤是悲，当了俘虏是悲，无自由是大悲。

愗，心有情，身有力，却只能深深压抑与埋藏之感。《廊桥遗梦》的女主角弗朗西斯卡对金凯萦绕了后半生、又隐藏了半生的爱恋，是"愗"。无野心、无雄心的"悲"，为"愗"。

恬，无人了解，无人理解，无人谅解是大"恬"。承受了"祸莫憯于欲利，悲莫痛于伤心，行莫丑于辱先，诟莫大于宫刑"的凄惶状态的司马迁，是"恬"。

弘一法师在圆寂前留下四字：悲欣交集。弘一法师，通俗语说是人生赢家李叔同。先是翩翩公子，风流不羁，学问、话剧、绘画、社交样样好。

那首经久不衰的歌词"长亭外，古道边，芳草碧连天"就是他写的。后半生看破红尘，遁入空门，恪守清寂，振兴了律宗。前半生混迹燕市，厮磨金粉；后半生晨钟暮鼓，青灯古佛度流年。乃"悲欣交集"的背景。

与"悲"字联络千年的"伤"，则是内伤，是情伤，是暗伤，是神伤。悲滞留不散则伤，伤积郁而出则哭、泣、嚎。

什么是哭？有泪有声谓之哭。什么是泣？有泪无声谓之泣。什么是嚎？无泪有声谓之嚎。

哭，最早是用于丧葬的。上古，有"卒哭"之礼。《礼记·丧服小记》有云："报葬者报虞，三月而后卒哭。"《礼记·曾子问》有云："夏后氏三年之丧，既殡而致事，殷人既葬而致事，周人卒哭而致事。""卒哭"这个丧礼，在甲骨卜辞中也有反映："贞衣（卒）若哭，亡尤"；"贞妇好弗其宾（殡），哭"。哭，从远古丧葬习俗中走来，这个字承载的悲伤，惊天地、泣鬼神。

泣，目前尚未寻到甲骨文对应字。在金文中，左为涓涓细流之形，右为站立之人，能够从字形感受到，悲伤逆流成河。《说文解字》也说，无声出涕叫"泣"。我们说，长歌当哭。意思是用长声歌咏或写诗文来代替痛哭，以抒发心中的悲愤与情怀。哭从丧葬走来，一路还是带着深厚凝重的礼制和情怀。相比之，深情当泣。泣之情状，更为柔和，更为内敛，更为伤怀，更为无奈。

嚎，左"口"右"豪"。"豪"的甲骨文上像"高"形，下像猪，战国文字明确为了上"高"下"豕"。通行解释为，穴居啮齿类动物，全身黑色，藏身洞穴，昼伏夜出，遭受威胁时会竖起其分布在粗硬毛发中的箭刺。豪，即箭猪，也就是豪猪。所谓嚎叫，也便应了那词"鬼哭狼嚎"，也便应了那句"杀猪般的叫唤"。它似由直接的创伤不经过"悲"便直呼而出，又似并不伤心而假模假式地撕心裂肺。

人间的悲，有悲欣交集、悲天悯人的命运之悲，也有目瞪口呆、无语凝噎的红尘之悲。悲是可以生长的，也是可以泯灭的。悲有春夏秋冬，阴晴冷暖。悲可以形而上，也可以形而下。只是，具体到一个个真实存在的人，人和人的悲欢并不相通。悲伤，是一种专属人类的"个体病"。

前不栽桑

中华文字文化里的同音，直接催生了谐音文化，也是网络时代的"谐音梗"。孔夫子搬家为什么不好？尽输（书）。什么水果最土？杨梅，因为"扬眉吐（吐）气"。什么水果容易走丢？榴莲，因为"流连（榴莲）忘返"。什么水果命大？桃啊，因为"死里逃（桃）生"。日常打碎了碗要喊"岁岁（碎碎）平安"，过年吃鱼也称"年年有余（鱼）"，新人结婚一定要有"早生贵子（枣生桂子）"，甚至孩子开学都要带"葱＋菱角＋梨子"大礼包，讨个"聪（葱）明伶（菱）俐（梨）"的好彩头。

民谚有，前不栽桑，后不栽柳，当院不栽鬼拍手。意思是指"桑"连着"丧"，宅前栽会"丧"事在前；柳树不结籽，房后植柳就有可能没有后代；杨树遇风，叶子哗啦哗啦地响，像是"鬼"拍手，再加上风水先生一惊一乍的胡乱猜测，这个概念在

267

信息闭塞的农耕社会竟然也远播四方。扶桑花也受了牵连。因为扶桑花凋谢的时候，并不是一片片花瓣慢慢凋零，而是一整朵花直接掉落，所以也被称为"掉头花"。又是"掉头"又是"丧"，让扶桑花也被认为是不吉利的象征。

桑，可是在古早时期传说中，肩负着蒙荫人杰的重大作用。古代的许多仪礼、谋议也都在桑林中举行。《战国策》有"昔者尧见舜于草茅之中，席陇亩而荫庇桑，阴移而授天下传"，尧在桑树下把天下禅让给了舜。在距今三千五百年前的甲骨文中，"桑"的写法至少有六种，桑树种类及用途都已经到达了一个稳定且复杂的局面。

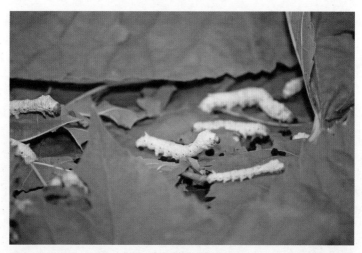

吃桑叶的蚕宝宝

进入农耕社会后，人们的吃与穿，完全可以通过栽桑养蚕来实现。从"五亩之宅，树之以桑""百亩之田，勿夺其时"开始，以桑树为地名的地方就多次出现。桑林，遂成为家园代称。桑，由于是传统蚕丝业中家蚕的主要饲料来源，也成为丝绸之国、丝绸之路的源流草。

桑叶药用历史悠久，以桑叶为正名始见于《神农本草经》，其曰："桑根白皮，味甘寒。主伤中，五劳六极，羸瘦，崩中，脉绝，补虚益气。叶主除寒热出汗。桑耳黑者，主女子漏下，赤白汁，血病，症瘕积聚，阴补阴阳，寒热，无子。五木耳名糯，益气不饥，轻身强志。生山谷。"《药性论》《本草从新》《本草纲目》中皆记载桑叶有散风清热、清肺润燥、凉血明目的功效。

自从与"丧"接壤，"桑"的传播率反而更高了，其"居家安宁"的象征变成了"坐卧不宁"。不过，这两个同音字还真的是有联系的，"丧"有"桑"的道理。

古代虞祭时的神位是用桑木制作的。虞祭，即葬之后的祭祀，也即"丧祭"，丧祭就是"卒哭"而祭，即俗称的"哭丧"。跟桑树并称的叫"梓"，梓即梓树，梓木质地较硬较密，古人多用它来制造棺木，比如天子诸侯的棺木叫梓宫。《诗经·小弁》："维桑与梓，必恭敬止。"表示诗中主人公对桑梓的敬重。所谓的丧礼，就是安葬先人，招魂而归，神位安于祠堂，使家族"安宁"这样一个过程。这应该是古代从"桑"到"丧"的发展过程。所以"桑""丧"往往跟"安""宁""吉"等象征美好的字义联系起来。

从甲骨文"丧"的字形来看，似由一棵残缺不全的桑树演变而成。

甲骨文"丧"字示意

两字差别，仅"丧"字的头部，变成了"桑"字的枝丫，似手。

甲骨文"桑"字示意

"桑"字是三只手不停采集的一个画面。在山西省仰韶遗址中，考古学家发现了一个茧壳，通过对其分子年代的测定，推算出它距今已有五千到七千年的时间。

从仪式感上来说，"丧"和"桑"源流并不远。只是，丧，在日后变为不吉之兆，桑树也随之被推进万劫不复的境地。这种文化概念一旦深入人心，有可能是一场喜剧，有可能是一场闹剧，也可能是一场悲剧，这种受益者和受害者首先体现在动植物界。

后世中，与桑有关的字，多保留了其原意中茂盛、繁复、勤作之意。

搡，桑葚成熟的季节，女子们对着桑树推推搡搡，拉拉扯扯，雨点般落下的桑葚，边吃边聊，是采摘中最舒爽的时光。

磉，文字专家解读是字从石加桑，石指垫脚石。石与桑联合起来表示"为了采摘够不到的桑叶而使用垫脚石"。这显然是望文生义，谁家采摘桑叶还要搬块石头？其实，石除了石头的意思外，还有一层意思是大、硕，在这里应该是指一棵大桑树。

颡，指磕头，也指一个人的额头，非常有画面感。一个脑瓜油光锃亮的人，不知道为了什么事情，汗珠子噼里啪啦往下掉，就像成熟的桑葚纷纷落下来。颡泚，表示心中惭愧、惶恐；颡汗，意为头上直冒汗。

实然觉得，吉利不吉利，健康不健康，都看炒作。花梨木、金丝楠木是极难长成的树种，昂贵的价格，让其濒临灭绝；乌鸦因其鸣声嘶哑，寓意不祥，却使其得以大量繁衍；蝙蝠外形似鼠似鸟，且其读音中带一个 fú（福）音，成为各种装饰物的常用设计纹样；因燕窝、鱼翅是高档美味佳肴，燕子、鲨鱼被人类宰割和捕杀；冬虫夏草是大补之物，几乎被采得无迹可查。

文化概念有时像病毒，有时又像益生菌，会带来意想不到的安慰，也会产生莫名其妙的困惑。

茭白出隧

《本草纲目》中有一句神秘的描述："黑米因恶畏而奇异。"李时珍说的"黑米"，长得又长又黑，但它不是黑米，甚至不属于稻属植物，跟水稻完全没有关系，这就是菰米，又称野米、松针米。

菰，远古时期是人们珍贵的食粮，它不算"谷"，但曾被纳入人所食用的五谷杂粮范畴。在中国历史上，不仅有五谷、六谷，甚至还有九谷、百谷之说。《周礼·天官·大宰》："一日三农，生九谷。"《周礼·天官·膳夫》中，还有这样一句话："凡会膳食之宜，牛宜稌，羊宜黍，豕宜稷，犬宜粱，雁宜麦，鱼宜菰。"大概陈述了食材之间的相宜搭配，其中也提到了菰。郑玄作批注曰："凡王之馈，食用六谷。六谷：稌、黍、稷、粱、麦、菰。菰，雕胡也。"进献给帝王的食物，用六谷做成，菰的名字

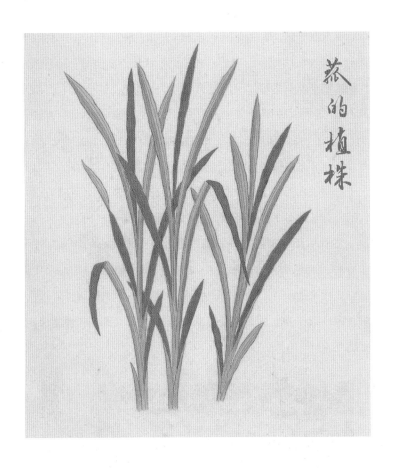

菰的植株

赫然在列，而且特意注释，菰也就是雕胡。

从黑到白，是菰的一次神奇的变异之旅。

菰后来被六谷除名了，一是因为产量低，二是因为人们发现其会生病。菰的花期太长，种子成熟期不一致，加之易自然脱落，农人叹种植不易。在某个炎热的天气，农人从浅水中拔出一棵菰，发现它的根部出现了一些黑点。这是土壤中的一种真菌，长到植物中就叫作菰黑粉菌孢子，也即古书中说其"中有黑脉"，只不过那时候人们还不知道是因为感染了这种真菌。同时神奇的是，"病变"后的植株，嫩茎变得膨大，而且不能孕穗扬花结出菰米了。弃之可惜啊，饥肠辘辘啊，不知道是哪个勇敢的人豁出去了，第一次煮食了这个粗大的嫩茎，总之后来，人没事，东西好吃，菰自此有了鲜嫩美味、人人皆知的名号——茭白。

也有可能，菰被六谷除名，是因为作为茭白的它太好吃、太好种，就像后来《尔雅》中说的"邃蔬似土菌，生菰草中，今江东啖之甜滑"。到明代时，一部农业史的经典巨著《农政全书》中记载："菰，即俗名茭白也"，这句话算是彻底把菰定义为了蔬菜。

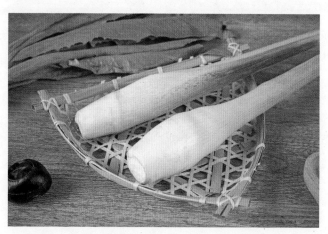

美食茭白

在《本草纲目》中，李时珍把茭白称为菰笋、茭笋、菰菜、茭草、蒋草，认为茭白有利大小便、止热痢、除目黄、止渴等功效。今天我们完全认识茭白这种药食兼用的植物，像荸荠、莲、水芹、荷花、香蒲一样，根茎生长在水的底泥之中，茎、叶在合适的时候挺出水面，摘点来炒一炒，满嘴的清脆可口。

茭白，出隧也。出隧，出自《尔雅·释草》中对茭白的解释。后世茭白还有其他名称，譬如菰笋、茭儿菜、茭笋、菰菜、茭首、高笋、茭草等，但是这些，都没有"出隧"这一名称来得意味深长。

在不了解茭白的"身世"时，我想，古人几千年前把"出隧"凝固在一种叫作茭白的植物上。赋予茭白一个颇有历史韵味的名称，想必是因茭白的生存环境黑黢黢、黏糊糊、阴森森，等到植物成熟，则是"出淤泥而不染"的莲花般清洁与欣喜。

在真正了解其从"菰"到"茭白"的变身路径后，我惊叹这一"山重水复疑无路，柳暗花明又一村"的事件，这一"菰"的洗白之旅。它这跌宕的前半生，真正诠释了"出隧"的本意。

隧，在古人眼里专门指墓道，即地面通向墓穴的、运送棺材的通道。古代王公贵族的灵柩又大又重，故须开挖一条入圹的斜道将其引入，露在表面无土覆盖的为"羡道"，有土覆盖的则为"隧道"。《礼记·丧大记》郑注曰"礼，唯天子葬有隧"，就是说当时只有天子的墓才可以有"隧"。

如此一来，从谷物界被排挤的"菰"，到蔬菜圈被追捧的"茭白"，它在幼苗时便十分脆弱，生长的时候被黑粉菌侵染，感染后变得肥大畸形且不能结穗生发，它几乎被农人弃之于岸，被掰掉还能继续生长。在这个过程中，没病的反而被人们无情地淘汰，有病的却被奉为嘉良。

出隧，即"菰"的重生、"茭白"的问世，即其经历的至暗时刻的洗礼。

《诗·大雅·桑柔》有道，"大风有隧"！

社稷

社稷，社为土神，稷为谷神，社稷便是土神和谷神的总称。土神和谷神是以农为本的中华民族最重要的精神资产之一。

"社"与"稷"，在以农立国的社会属性产生之前，两者本来各不相干。"社"，右边"土"字在甲骨文中，字形若高出地面的作物出状，源于原始时代的自然崇拜。在金文时代，已失其字形的流风余韵。春秋之后，即发端"土"字又加一"礻"旁，"礻"为"示"，"示"为祷告求佑，"社"也就成了土地神的名称。

稷，许多学者不认为其有甲骨文，大多解释"稷"的字源都认为其是从战国文字开始的，包括金文和秦、楚简帛文字。但在《甲骨文字典》中却找到了一个被认为是稷的甲骨文。有学者解读为在水田里倒退着插秧种植，也有把右侧解为"祝"即祭拜，并会意为祭拜谷神的人。由于"稼"与"稷"常常同时出现在甲骨卜辞中，由贞人烧骨问询来年长势如何，所以解为一种庄稼或种植业较为靠谱。

甲骨文"稷"字示意

稷，自西周始被尊为五谷之长，成为谷神代称。其字形隶定后写作"禝"，有人释为"稷"的异体字，表示与神明有关。

我们都知道"后稷"的传说，后稷，周始祖，姬姓，名弃，他的母亲是有邰氏之女姜嫄，他生于稷山，被尊为稷王、稷神、农神、耕神、谷神。后稷是农耕始祖，五谷之神。但是，后稷的传说，应是晚于甲骨初文，并且晚于商朝，而且晚于《诗经·大雅·生民》初生的时代。

"厥初生民，时维姜嫄。生民如何？克禋克祀，以弗无子。履帝武敏歆，攸介攸止，载震载夙。载生载育，时维后稷。诞弥厥月，先生如达。不坼不副，无灾无害，以赫厥灵。上帝不宁，不康禋祀，居然生子。"这篇史诗歌讲述了后稷出生的过程，大意是姜嫄虔诚求子，并踩着帝的脚印亦步亦趋，之后感而身孕，最后没有足月就生下后稷，不过母子平安。

到了《史记》中，成了"殷契，母曰简狄，有娀氏之女，为帝喾次妃。""周后稷，名弃，其母有邰氏女，曰姜嫄，姜嫄为帝喾元妃。姜嫄出野，见巨人迹，心忻然说，欲践之，践之而身动如孕者。"这个始祖神话，看起来就非常详尽有据且惊心动魄，似天意为之。

商代早期，"大邑商"乃天下诸侯的宗主国，周国是"小邦周"，臣服于宗主国殷商。那么，大邑商的始祖母简狄，不会是帝喾次妃；小邦周的始祖母姜嫄，不会是帝喾元妃。只有可能是周人夺取江山后，合法性代代造传，开始改造《诗经》中的始祖神话，开始建立后世歌谣与典籍的"始祖系统"。

再后来，稷成为一种非常具体且非常重要的粮食作物，但具体指哪一种作物原来并没有统一的答案。

《尔雅·正义》指出，北方称"稷"为谷子，它所产的米称为小米。稷是一个独立的物种，由于长期栽培选育，品种繁多，大体分为黏或不黏两类，《本草纲目》称黏者为黍，不黏者为稷。民间又将黏的称黍，不黏的称穄。

李时珍在《本草纲目》中，表示稷与黍属于同一大类，但还是有所不同，"黏者为黍，不黏者为稷。稷可作饭，黍可酿酒。犹稻之有粳与糯也……今俗通呼为黍子，不复呼稷矣。"并，稷能益气、治热、解苦瓠毒、作饭食、安中利胃宜脾、凉血解暑。

也有典籍中，称"稷"为粟、粢、粱，或干脆称谷，但还是称黍者众。像唐朝的"故人具鸡黍，邀我至田家"，清朝的"病柳隐渔屋，孤烟识炊黍"，应该都是稷黍合流后的指代，今，在稻麦和玉米大规模种植之后，稷、黍皆退居二线。

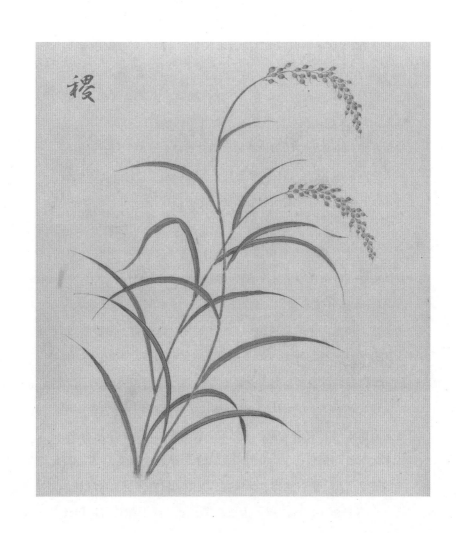

　　在原始农业产生之前，人类依靠采集和渔猎为生，史称旧石器时代，相当于中国古代传说中的有巢氏"构木为巢"、燧人氏"钻燧取火"和伏羲氏"以佃以渔"的时代。

距今 10000 至 4000 年前，也就是史称的新石器时代，采集活动孕育了原始的种植业，狩猎活动孕育了原始的畜牧业，先人们创始了农业并迅速规模化，开始了以勤耕细作为华夏的文明源流。中国古代有关"神农氏"的传说就反映了农业发生的时代。

在中国之"农"能够称为"业"后，"社"与"稷"并行拔高，合称"社稷"。

社和稷，分别出生、脱胎，后来并立在一起，成为古代帝王、诸侯所祭祀的土神和谷神。据《周礼·考工记》，社稷坛设于王宫之右，与设于王宫之左的宗庙相对，前者代表稳定的食物来源，是人民安身立命之必需，后者代表安全的生存空间。现在北京中山公园内的社稷坛，就是明清两代皇帝祭祀土地神和五谷神的地方。

在周以后的日子里，"社稷"紧密合流，来代指国家，如《礼记·曲礼下》说："国君死社稷。"意思是国君当与社稷（国家）共存亡。

徭役草

《诗经·周南·芣苢》

采采芣苢，薄言采之。

采采芣苢，薄言有之。

采采芣苢，薄言掇之。

采采芣苢，薄言捋之。

采采芣苢，薄言袺之。

采采芣苢，薄言襭之。

　　《诗经》中，周人采撷芣苢，欢歌笑语，反复咏唱。据说那时候，社会比较清明，阶级矛盾比较缓和，人们尚能安居乐业。

　　有心人曾做过统计，《诗经》中出现的植物有 150 多种，有一些出自我们耳熟能详的名篇，如《卷耳》《桃夭》《甘棠》《木瓜》《葛生》《蒹葭》。出现诸多茂盛的植物，一是由于我们祖先与自然的亲密关系；二是在那个万物有灵的时代，许多植物都被赋予灵性；三是先民智慧，以所见、所及、所得、所闻来咏志。

而《芣苢》这一篇章，由于没有明显的爱情、思念、怨尤、愤懑等情绪，很少被年轻人传唱。也由于"芣苢"这种植物的特性，很多人不同意当下的"劳动歌颂"说，而是持"悲凉时事"说、"伤夫有恶疾"说、"歌颂夏禹"说等。

芣苢，是马见马爱、牛见牛爱、人见人爱的一棵草，也称作当道、车前草、牛遗、牛舌草、车轮菜、蛤蟆衣、驴耳朵草、饭匙草、猪肚子、猪耳草、灰盆草、打官司草、地胆头等。芣苢是一种食药两用的二年生或多年生草本植物，嫩叶可以煮食和鲜吃，老根老茎可以入药。《本草纲目》中，李时珍说芣苢具有解肝肠之热、湿热消退、眼清亮、利水道小便、除湿痹的功效，久服轻身耐老。

传说此种草不怕践踏和碾压，给点水就碧绿，给点颜色就烂漫如霞。其偏偏喜爱生长在道中、路旁，即便在马蹄印、牛蹄印浅浅的凹陷中，也能随遇而安，越碾压生长越茂盛，越践踏越勃勃生机。

《淮南子·汜论训》："夫牛蹄之涔，不能生鳝鲔。"牛蹄印迹

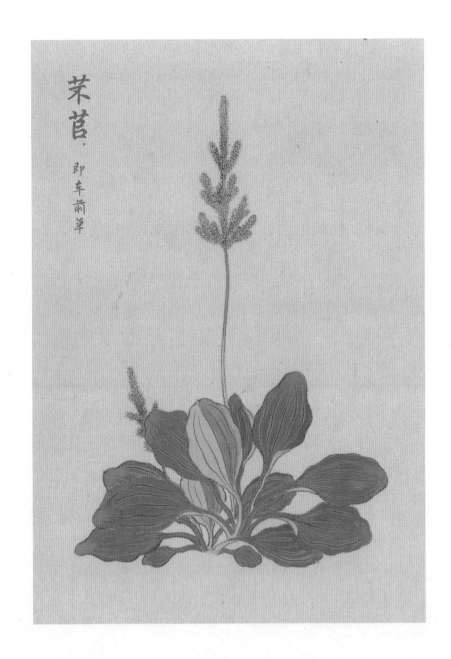

芣苢

即车前草

中只能储存极少量的雨水，故若养鱼是不可能的。可是，茉苜却能找到安身立命的落脚之处。

老百姓爱叫茉苜为"车前草"，称它是"士兵的药草"。相传有位将军带兵征服当地的羌人，将军打了败仗被围困山谷。天气酷热，断粮缺水，士兵和马都得了"尿血症"。有一天马夫发现有几匹马不治而愈，细心的他发现马都在吃同一种草，并且这种草"车前就有"，这一发现很快在军中传开，并纷纷试用，很快士兵们也都痊愈。

无论这故事是发生于秦朝、汉代、唐代还是明朝，故事里的车前草都不是给大人物吃的，也不是被大人物发现的。有很多中草药因为其易获得、效果好，有时还能兼具粮食、茶、饲料的功能，就被"充军"成为随军必备草，像车前草、胡枝子、韩信草、刘月菊，我统称它们为"徭役草"。

民怕徭役。中国古代，兵役制度往往与农业劳动密切关联，农民兼具军人身份，需要在战争爆发时服役，而在平时则从事农业生产。

早在夏商周时期就有了征兵制度，军队是由王族子弟和底层平民组成，王族担任军队统领，平民也是甲士，在每个作战部队的战车两侧还有几十名由奴隶充当的步兵。当年商纣王帝辛被周人讨伐，其中一条罪名就是爱提拔奴隶，扰乱了王族们的利益，这些奴隶大多是对手国战败的兵士。

到了周朝，百姓被分为"国人"和"野人"两类，国人指的是周朝本族人民，野人指的是前朝遗民、工商业从事者以及奴隶。当官的从"国人"里选拔，其他行业的就从"野人"里划拉。

秦汉时期，徭役制度正式产生，被称为"更""更徭""更役"，承担徭役之人为"更卒"，不需要承担徭役之人为"不更"。《汉书·食货志》引董仲舒所说"用商鞅之法……月为更卒，已复为正，一岁屯戍，一岁力役"。

自此，大兴民力的时代拉开帷幕，因为徭役引发农民战争的轮回拉开帷幕，一场场平民百姓与官府关于一税赋一徭役的斗智斗勇拉开帷幕。涉及钱粮徭役之事，人类的想象力和智慧是无穷的。上头有多少条政策，下面就有多少条对策。

汉代搞"案户比民"，民间就敢"舍匿虚田"；隋唐有"大索貌阅"，民间士子就敢"冒籍取解"；宋代搞"衙前差役"，老百姓就会"析居避役、鬻田减户"。大致就是，你挨家挨户跟我比对信息，我就隐瞒不报；你跟我清点户口，我就去"高考移民"；你让我们轮流服重役，我就分家、我就改嫁、我就变卖田产变成穷光蛋行不行？不行我就逃难去，再不行我就上山扯旗了。

那些没跑成的，被列编为戍卒、锐士、边士、签军，情愿或不情愿地，既当马前卒，又食车前草。

回头看看《茉莒》，一点也不欢乐。

活久见著

　　"活久见"是这几年兴起的网络用语，意思是活久了什么都可以看到、听到、遇到。网友们使用它，有好几种意味，一种是"林子大了什么鸟都有"的意味，一种是"大姑娘坐花轿——头一回"的意味，一种是"留得青山在，不怕没柴烧"的意味。人生百岁，到底活多久算是久？

　　前文写"豆蔻"时提到一点汉字里对不同年龄段的解释，再多说一番。古代人们将刚刚出生的婴儿称为初度、赤子、襁褓；一岁称为牙牙，牙牙学语；两岁谓之孩提；八岁则是总角、童龀、始龀、髫年、龆年；九岁称为九龄、黄口、指数之年；十岁称作幼学；十二岁为金钗之年；十三岁称豆蔻；十五岁称为及笄、束发、舞象之年、成童；十六岁时似乎专指女孩叫二八、破瓜、碧玉年华。

等过了二十岁，称呼有点儿一本正经了，叫作加冠、结发、弱冠、花信年华、桃李年华；三十岁的称呼则虚实结合，有而立之年、始室、克壮、半老徐娘。

那时古人寿命不长，女人一过三十岁就被称为半老徐娘。现在女子超过三十岁，还是风华正茂。人一过四十岁，似乎不容易上当受骗，也明白了许多真真假假、虚虚实实之事，这时称为不惑之年。五十岁则多多少少有点自艾自怜，称为艾、半百、知天命、知命之年。

六十岁人则乖巧很多，称为耳顺之年、花甲之年、高龄、下寿、耆。人一过七十岁，老态万千，此时被称为从心之年、古稀之年、悬车之年、杖围之年，说白了，人已经力不从心，有想法没办法。一过八十岁，周围的人基本无语，也就到了耄耋之年、中寿之时、伞寿之日。所谓八十八岁称为米寿，两个八字相交相扣貌似一个米字，意思是老了还到这里吃饭，还能吃白米饭、黄米饭、黑米饭。

我们真正能从古人造字的严肃性上看出来，六十，基本可以"活久见"了。记录年纪老了，最有意思的有这么四个字：耆耇耄耋。耆，老人靠在墙根晒太阳，挠痒痒；耇，树老根多，人老话多，没完没了；耄耋，头发秃了、皮肤皱了，寿年将至，谁也改变不了。活到这个年纪的当事人，已经没有什么不能接受的了，乃"活久见"，反而是没活到这个年纪的人，接受不了，就像那帝王得了江山还得寸进尺要被人称之"万岁，万万岁"。

植物里描述寿命长的草，则把蓍字加上草字头，就是蓍、蓍子、蓍草。蓍草的其他称呼则有：一支蒿、锯齿草、蜈蚣蒿、飞天蜈蚣、锯草等。李时珍曾引文道："按班固《白虎通》载孔子云：'蓍之为言也。老人历年多，更事久，事能尽知也。'陆佃《埤雅》云：'草之多寿者，故字从。'《博物志》言：'蓍千岁而三百茎，其本已老，故知吉凶。'"

老年人活得久，经历的事就多，知晓的秘密也多。而蓍恰恰像是草丛中的老寿星。传说蓍是草本植物中生长时间最长的一种，茎又长又直，像竹子一样硬，生命力十分强。《万行经》曰："蓍生地于凋殒一千岁，一百岁方生四十九茎，足承天地数。五百岁形渐干实，七百岁无枝叶也，九百岁色紫如铁，一千岁尚有紫气，下有神龟伏于下。"

相传用其占卜很灵验，老巫觋们常常采摘老辣的蓍根蓍茎为占卜打卦的重要道具，古人也将之视为神草、圣草。《周礼·春官·筮人》记载："凡国之大事，先筮而后卜。"其中筮、卜为上古时期流传的两种占卜术，用龟甲做材料的为"卜"，用蓍草做材料的为"筮"。打卦结束，老巫觋再把蓍草的叶子点燃，根茎碾碎，让来者嚼之咽之。卦后，人则神清气爽。其中的奥妙与蓍草的药性有关。

李时珍在长期实践中，发现蓍草有祛风止痛、舒筋活络、解毒杀虫的功效，对治疗风湿筋骨疼痛、肢麻屈伸不利、半身不遂、跌打损伤等有着神奇的作用，并为现代医学接纳和传承。

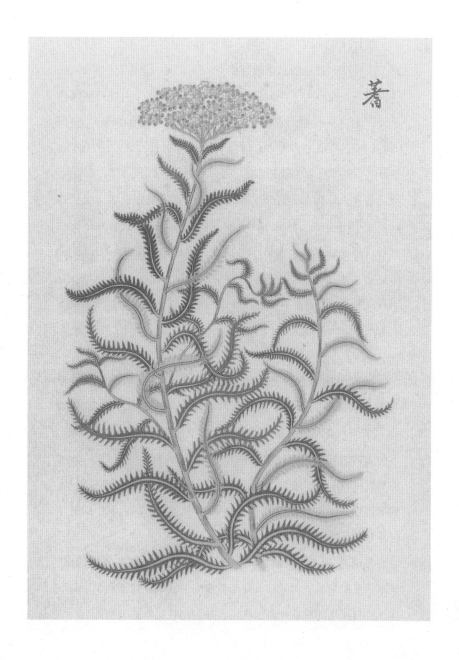

蓍

想当年，文王"拘而演周易"。牢狱之中的姬昌将蓍草折成数段，凭着记忆摆出先天八卦、先天六十四卦的卦图，反复把玩，反复思考，反复推演。在其中，姬昌暗暗记下了山川河流的走向、气候变迁的后果、自身的命运所向、姬氏家族的使命，小到从中吐槽对手的奸猾，大到参悟万事万物的运行规律。一棵蓍草担负起八卦与六十四卦的千年之约。

活久见蓍

阴阳之水

相传，伏羲于画卦台上观天地之相，一画开天，断画辟地，创阴阳八卦，成人文之始。

"——"一画开天，以天相乾刚之阳，天行健，君子以自强不息。

"— —"断画辟地，以地相坤柔之阴，地势坤，君子以厚德载物。

大至无外，小到无内，宇宙微尘，皆可以阴阳判之。阴阳、五行、四象，都是先民对自然万物的取象类比，是用以描述万物联系的简朴博大的哲学概念。德国哲学巨匠黑格尔曾读到《易经》，认知到中国人阴阳观的思想内核后，深受震动。阴阳观，强调"孤阴不生、独阳不长""一阴一阳之谓道"，阴阳，或矛盾的正反两方面不可分离，追寻动态平衡。

水，也分阴阳，叫"阴阳水"，也叫"生熟汤"。中医或民间偏方中一直有此说法，是一半凉水加一半沸水，或井水和河水合在一起的混合水，用其调药或作药引子。明朝李时珍《本草纲目·水部·地水·生熟汤》："以新汲水百沸汤合一盏和匀，故曰生熟。今人谓之阴阳水。"在1944年的《解放日报》中也曾载："夏季井水过冷，饮牲口时应掺开水，俗名叫'阴阳水'，这样牲口喝了不生疾病。"我国部分地区亦将白天放在太阳下暴晒，晚上放在室外至日出前取回的生水称为阴阳水，认为用这种阴阳水可以驱除邪魔，带来好运。

风水学中也有"阴阳水"一说，乃五分之四的凉水加上五分之一的沸水，凉水在底，沸水在上，沸水与凉水在短时间内不会融合，当沸水变热水，这个热水就是阴阳水，通常只喝三口水就会变凉，就不是阴阳水了。还说，阳水分三次进盅杯，阴水分六次进盅杯，不同的阴阳水可用于趋吉、镇邪、风水调理、治病等。这个"阴阳水"，存在于短暂的"当时那刻"。

高度抽象的概念，是美丽的，是危险的，当它遍地开花之后，变成了气雾升腾的迷离森林。当我们沉淀文字当初的模型，才能回归当时的土壤。

阴的繁体字，是"陰"。"陰"的本字，是"侌"。"侌"表示云层遮挡阳光。再加上耳刀旁"阝"后，组成"陰"，表示山地背阳的北坡。

这个"耳刀旁"在造字的时候，是十分讲究的。当耳刀在左边时，大多是指自然风貌，江河湖海，日月星辰，野性十足，蛮荒四溢，是早期人类没有蹂躏、开发、利用的原生态。譬如防、阡、阢、陁、阵、坏、附、际、陆、阿、陌、降、陋、陡、院。

而人们在选择自身的居住环境时，秉持安全第一、温暖第一、朝阳第一的原则。右耳刀的字，一般代表山南、南坡、朝阳的一面，是人类动土、迁徙、居住过的地方，代表人类活动过的痕迹。譬如邗、邛、邝、邠、邦、邢、邪、邬、邶、邡、祁、邯、郸。

就如同自然场所在左、人类环境在右，这个"左耳刀"旁，就是"陰"最早在大地上的自然指向——北坡。而"昜"，即"暘"，日光照射，本义为山地受光的南坡。

"侌"和"昜"，即"阴（陰）"和"阳（陽）"，是一对相反相补的概念。在太阳之下、大地之上，气聚为阴，气散为阳；在泥土之中、生灵之间，气聚为阳，气散为阴。阴阳、聚散、进退、开合、动静，本质上都是动态概念，时有时无，藏而不露，神秘莫测，连绵不绝。

阴和阳的观念，在天地之间腾挪，在雌雄之间交错，在人鬼之间徘徊，只闻其声、不见其人。在人文社会科学中，人们期望用更大的、更模糊的词来囊括万物、改造理论世界，比如东方哲学和西方哲学的统一，中西医的结合，比如有人从物理世界的规则出发试图去理解金融市场，也有人从禅学看到写作的思路，也有人从《易经》中领悟出他的为人哲学，也总有人想用美学统一科学。更有大家叹出"朝闻道，夕死可矣"的狂歌。

到了近现代，阴阳几乎淡出了所有自然科学和社会科学领域，日常中仅在例如化验单的"阴性""阳性"结果上找到一些痕迹。但其在中医学中还继续保持着统治地位，并在哲学、人类学、文化学等领域还有研究者。于此，李泽厚的一句话发人深省："中国古代关于昼夜、日月、男女等等原始对立观念是在最后阶段才概括为阴阳范畴的。但阴阳始终没有取得如今天我们所说的'矛盾'那种抽象性格，阴阳始终保留着相当于现在的具体现实性和经验性，并没有完全被抽象为纯粹的逻辑范畴。"

阴阳水、急流水、回澜水、甘澜水、百沸水、地浆水、气化水，都可以反复解，反复释，这些认识的结晶，不能拿来作为实践的果实。在抽象的领域，它们可以很美，如在《济公》中，眼泪被称为无根之水。它们可以很可乐，比如今天的双头饮水机，出来便是阴阳水。它们也可以很矫情，比如我听到一位咖啡大师严肃地指导：先放浓缩再加水，这才是美式咖啡；先倒水再放浓缩，那个是"Long Black（澳式黑咖啡）"！

亨利原始观音座莲

　　见到这个名字，是在一本珍稀植物图册上，由于其奇特的组合，尤其与"原始观音"组名，不由得想到《周易》乾卦之"元亨利贞"。在 2021 年国家向社会发布的最新版《国家重点保护野生植物名录》中，共列入国家重点保护野生植物 40 类和 455 种，包括国家一级保护野生植物 4 类和 54 种，国家二级保护野生植物 36 类和 401 种。观音座莲属的所有物种，包括此"亨利原始观音座莲"也在国家二级保护野生植物中。

　　我们时常听到的，此观音莲和彼观音莲，大抵不是一种莲。有一种"观音莲"在年轻人眼中统称"多肉"，属于可爱型。莲株型较大且向外张开，稍扁平，直径可达 20 厘米。茎短且壮，幼株叶子较少。表面无毛光滑或有细微的软毛，通常呈绿色或稍带蓝灰色，光照充足时叶尖呈暗红色至紫红色。都市青年们对多肉植物的喜爱之情溢于言表，为它们起了很多名字，如初恋、布丁、淡雪，将它们放在小小房间里的梳妆台上，百搭、解压、软萌、治愈。

有一种"观音莲"出现在《本草纲目》中，可以治疟瘴、毒肿、风癞，李时珍定其大名为"海芋"，并曰："海芋生蜀中，今亦处处有之。春生苗，高四五尺。大叶如芋叶而有干。夏秋间，抽茎开花，如一瓣莲花，碧色。花中有蕊，长作穗，如观音像 在圆光之状，故俗呼为观音莲。方士号为隔河仙，云可变金。"作为这种草药的观音莲，叶片阔大，肉穗花序，外有一大型绿色佛焰苞，开展成舟形，如同观音坐像。

而作为观音座莲科中的观音座莲，是一种热带、亚热带地区的大中型蕨类植物，根状茎近直立，肉质，顶端略有鳞片。并因为它的底座很像莲花的形状，人们就根据它的外形来取名字。观音座莲也是一种中药材，可以祛风除湿、清热解毒、利尿止泻。它的根茎可以入药，还可以全草入药。

观音座莲加上"原始"二字，真的是原始的意味。早在晚古生代的石炭二叠纪，观音座莲目植物就已经发育得非常旺盛，那时候的观音座莲呈树蕨状，具有巨大的羽状复叶；到了中生代晚三叠世，观音座莲科仍有不少代表品种。作为蕨类植物中最为原始、古老的种类之一，原始观音座莲没有随着时光的推移而逐渐消逝，依旧生机焕发，但由于其人工繁殖较为困难，因此更显珍贵。

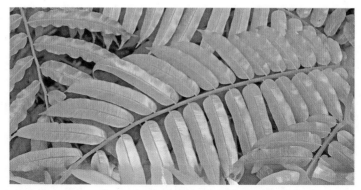

亨利原始观音座莲

亨利原始观音座莲，是由一个叫亨利（Augustine Henry）的人，在云南蒙自首先发现的，亨利还有一个中文名字叫韩尔礼。

在一个知名度比《南京条约》《马关条约》小很多的《烟台条约》签订后，湖北宜昌也以港口的形式开放，因而外国人第一次可以深入中国内陆，英国人在宜昌设立了自己的领事馆。清光绪六年，也就是 1880 年，韩尔礼来华，两年后，他到湖北宜昌海关任帮办兼医师。宜昌的生活有些无聊，这位精力旺盛的医官很快就确定了自己努力的方向，从 1884 年开始，韩尔礼就有目的地采集宜昌本地的植物并寄回到遥远的西方去。和他自己所承认的那样："从开始采集植物的时候，幸运就一直伴随着我。"

1889 年后，韩尔礼辗转到琼州、台湾、蒙自、思茅海关工作，1900 年离开中国。韩尔礼带回英国的亨利原始观音座莲，如今被分成三份标本，分别保存在英国皇家植物园的邱园、纽约植物园和爱丁堡皇家植物园中，标本显示，其均采集于1899年的中国云南蒙自。去世后的韩尔礼被嘉奖道："亨利不畏艰难，跋山涉水，采集植物标本及引种，第一次向世人展现了中国西部富饶而新奇的植物种群，亨利在东方的工作美化了西方的园林。"

在诸多医药书籍和专门释名的著作中，读到以外国人名字直接命名的植物并不多，像"亨利原始观音座莲"这一叫法，在当下书籍中已和"阔叶原始观音座莲"合并，修订为"阔羽观音座莲"。

在清末那个中华历史上的特殊时期，的确有很多英国人对获取中国植物分外着迷，他们的官方称他们为"探险家"，我们的民间称他们是"采花大盗"。在当时的英国，一株讨人喜欢的新奇花木要价一两百英镑是常事，但比金钱更重要的是，探险家们要当第一个把一种奇花异草引进英国的人，那份荣耀让他们充满期待。通常园艺杂志介绍和描述一种新植物时，总会感激地提到把这种植物带进英国的船长的名字和它的英国发现者的名字。

在东方世界与新奇的植物相遇，我想起达尔文《物种起源》结尾的著名句子："凝视事物纠缠的河岸，诸种草木杂生，群鸟鸣于丛林，昆虫飞舞其间……何其有趣。"

鬼脸花

在欧美世界有一种大名鼎鼎的花，有所谓"英国的花姿，美国的花径，德国的色彩，法国的性状"，意大利人将它作为代表思慕之物，花店用"姑娘之花"来招揽生意，波兰人民将其评选为国花。这是一朵偶像似的联合国花，学名三色堇。顾名思义，三色堇的名字主要源于其瑰丽的色彩，通常是白色、黄色和紫色交杂其中，有时在一朵花上会同时呈现这三种颜色。

这种一、二年生或多年生草本植物，生命力旺盛，随处可见，随处可生。如果有机会在田间地头看到它，仔细观察，它的花瓣上有猫胡须一样的纹理，这些细小不起眼的纹理，对于采蜜的蜜蜂而言则是通往发家致富的通天大道。这种引路的标示，在植物学上被称为"蜜导"，像堇菜花瓣上的条纹、百合花花瓣上的斑点、鸢尾花上的黄斑都是"蜜导"，让昆虫们不走弯路，迅速找到花蜜。蜜导是蝴蝶、蜜蜂等大大小小的昆虫的路牌、导游、信号塔，是花朵们传宗接代的引路人。

李时珍对三色堇的评价不低，他认为三色堇"性表温和，其味芳香，引药上行于面，祛疮除疤，疮疡消肿"。其是全草入药，对于清热解毒、散瘀、止咳、利尿有奇效，民间主要用来治疗咳嗽、小儿瘰疬、无名肿毒等病症。

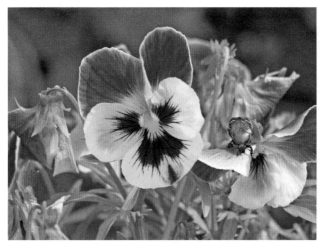

鬼脸花，学名三色堇

三色堇别名很多，可爱的有猫儿脸、蝴蝶花、猫脸花，中性的有人面花、阳蝶花，吓人的则有鬼脸花、食人花。如若单单是鬼脸花这一名称，大约是来自西方做鬼脸的小丑，或是人挤眉弄眼的样子，但是伴有食人花这一名字，令人知晓在第一时间，先民想到的不是什么诙谐滑稽的形象，而是阴森恐怖的感受。是的，鬼脸花、鬼脸花，它的样子看上去十分像骷髅。

在中国，骷髅的概念在《庄子·外篇·至乐》篇中即有，"庄子叹骷髅"道出超脱而逍遥的生死观。而骷髅的形象最早应来自宗教，且在宗教画中呈现，如南朝陆探微的《文殊降灵图》中，就有手持髑髅盂的番僧形象。

佛教五门禅法之中有一种修行方法，称"白骨观"，是要让修行者通过观想，熄灭对色身的贪恋。鸠摩罗什所译《禅秘要法经》中有大段详解，有说观想尸体腐烂变白骨的，有说观想世界充满白骨的，以破除"我执"，如"当自观身作一白骨人，极使白净，令头倒下，入髋骨中……周匝四方，皆有骨人……乃至见于无量无边诸白骨人，纷乱纵横，或大或小，或破或完……谛观是已，当自思惟，正有纵横，诸杂乱骨，何处有我，及与他身。"

对世俗百姓来说，骷髅的死亡意象太强烈了，传统的中国画师几乎不会在宗教题材之外画它。但是，佛教自东汉时传入中国，经过南北朝的普及和隋唐的辉煌，融入中国人日常生活的方方面面。尤其到了宋代，佛教思想对其思想文化影响颇大，如宋代吸收禅宗等佛教思想而形成的理学和心学，王重阳吸收佛教修行理论创立的全真教。民间也接受了许多佛教思想，如"白骨观"。王重阳曾在《画骷髅警马钰》说："堪叹人人忧里愁，我今须画一骷髅。生前只会贪冤业，不到如斯不肯休。为人须悟尘劳泪，清净真心真宝物。夺得骊龙口内珠，便教走入昆仑窟。"

这些思想反映在宋代的文物上，就有了我们今天看到的骷髅形象，其形象和寓意已完全世俗化，并在民间徐徐展开。

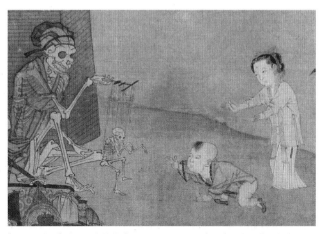

《骷髅幻戏图》藏于故宫博物院，原作画于绢面团扇之上，本图截取部分画面。

　　南宋著名画家、宫廷画师李嵩，一生创作珍品无数，唯独一幅"骷髅画"至今被世人热议，其中的深刻寓意也为中国乃至世界历史留下了一个千古谜题。

　　《骷髅幻戏图》，另类、大胆、新奇，画中有一大一小两个骷髅，因此世人将其称为"骷髅画"。这幅画的文字描述可以引用清代吴其贞的《书画记》："李嵩《骷髅幻戏图》纸画，一小幅，画在澄心堂纸上，气色尚新。画一墩子，上题三字曰'五里墩'，墩下坐一骷髅，手提一小骷髅，旁有妇乳婴儿于怀。又一婴儿指着手中小骷髅，不知是何义意。"

　　很多人认为《骷髅幻戏图》如庄子叹骷髅，李嵩想体现"死为休息，生为役劳"的寓意，启示人们坦然面对生死，从而达到精神的解脱。然而这幅气氛和谐愉快的画面，处处透露着诡异和恐怖，尖锐而强烈。我认为是画家受到宗教白骨意识的影响，进而对客观世界进行了抽象改造，用一个美术领域的词汇，其是李嵩"超现实意识"的觉醒。

后来，有《水浒传》中梁山寨内碗瓢尽是骷髅做就，有《后水浒传》中屠俏床前列着几个生漆骷髅头的尿器，有《东游记》里西夏国黄琼女手执骷髅兵器，骷髅在玄幻鬼怪小说中更是阴气逼人。

早年白骨是辛叹，后人白骨是可怖。"鬼脸花"的样子，即是骷髅的样子，即是百姓最害怕的那个世界最直白的符号。

佛
草

　　佛，在文字中的衍生品算是很少的。比如，汉字中跟言字旁相关的字，大多不是什么好字，像讥、讦、讧、讨、讪、讫、讳、讴、讶、讷、讹；跟贝有关的字，大多不可告人、不清不楚，像负、贡、员、责、贤、账、败、赊、货、贩、贪；与黑有染的字，把视觉上的真相掩盖，像剿、黡、黚、黔、點、黵、黬、黭、黲、黜、黷、黮。

　　佛，在同音字的序列里，只有三个字：佛、坲、栿。并且佛字较晚才具备今天的表意。

　　与弗字有关的字也非常少：痱、哹、坲、梻、烸、第、昲、肺、氟、怫。

　　佛自东渡而来，就自带路标。人们向往佛，成佛、顶佛、心佛、学佛、绣佛、赞佛，把佛字放到后面；人们欣赏佛，佛掌参、佛耳草、佛手、佛指甲、佛肚花、佛光草，把佛字放到前面。当然，这些植物大多能作为草药，采撷、复方、炮制来医治这副身板。

　　佛是"人"加"弗"而成，用大白话说，不是人为佛。弗，为"不"的同源，《公羊传·桓公十年》曾注："弗，不之深也。"《史记·五帝本纪》曰："轩辕之时，神农氏世衰。诸侯相侵伐，暴虐百姓，而神农氏弗能征。"

　　我曾看到一张老照片，里面是拍了早期佛经中的一页，里面的"佛"字，由"西域哲人"四字组成，西、域、哲叠加起来，人字旁立在左边。

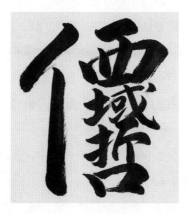

古"佛"字示意

　　也许，古佛字另有其字，然而其内涵复杂，笔画也复杂，官人书写起来非常缓慢，民间写起来非常烦琐，遂化繁为简。当今之"佛"字，又说，由浮屠简化而成。人表意，表示看不清；弗表声，有"不正而使其正义"之义。还有说，佛为仙人中之最尊者，又称大仙，或金仙。台湾的海涛法师接地气地说：佛字是一个人字旁，一个弗，弗就是没有。一个无我的人，没有自己，没烦恼，充满光明就是佛。

见到佛指甲这株草的时候，我还对不上号。其茎脆叶嫩，晶莹圆润，向上伸张，如果不是附石向阳而生，很容易被当成马齿苋。

佛指甲属于耐旱、耐寒的植物，分布于陕西、甘肃、四川西部、云南、西藏等地，生于海拔 1300～3500 米的山坡岩石上或灌木丛中。不吝土壤肥沃或贫瘠，不怕蚊叮虫咬，不惧风雨雷电，不怵践踏和踩躏。这么看来，它的生长环境与寺庙真有所相似：半山腰，有耐性，清淡，无毛。

这种草早已有无数的名字，半支连、禾雀舌、禾雀蜊、午时花、小叶刀掀草、狗牙瓣、枉开口、鼠牙半枝莲、猪牙齿、土三七、养鸡草等，有一些名称让人忍不住发笑。

直到来了一位山居人，同时也是一位信徒，一个香客。"心中有佛，所见皆佛"，在鸟儿的啼叫声中，在山涧的溪流声中，采药人擦去细细的汗珠，凑近了观察：黄色花朵分五瓣聚伞状顶生，淡绿偏黄的叶子慵懒舒张。

那圆寂后的高僧，乃金刚肉身舍利，高僧的遗体不腐化且

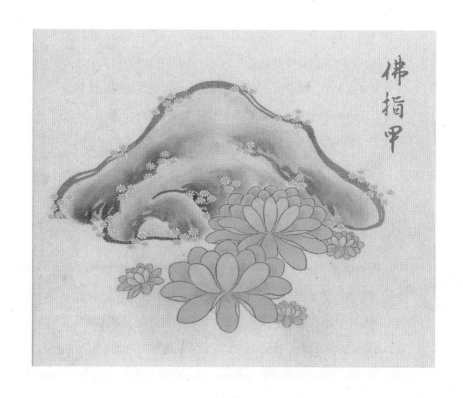

有淡淡异香，其不但头发胡须在生长，还长了指甲。

这就是佛指甲了。佛一动不动，指甲还在生长，春夏秋冬。

因为"佛"中的"弗"字，我们难以想象。因为佛是"不之深也"，佛不语，佛不动，佛不洗，佛不觉，佛不急，佛不俗，佛不谢，佛不疑，佛不迷，佛不疯，佛不贪，佛不信，佛不审，佛不得，佛不痒，佛不食。在庙宇里我们看到的佛，一动不动，目不斜视，不食人间烟火，不张扬，不跋扈，慈眉善目。佛，是一门最懂得"不"的艺术。

因为"佛"中的"人"字，我们可以想象。因为"佛者，觉也"，佛是觉悟的人，佛是过去人，人是未来佛。佛是低眉的，佛是垂目的，佛是无肉髻的，佛是赤足的，不一而足。说，佛的体态、容貌中有三十二种显而易见的特征，称为"三十二相"，有八十种微细隐秘难见的特征，称为"八十种好"。

我曾在广东一个小庙见过一个烧香的信徒，许了儿子升官、孙子考高中、孙女成家等等一批愿望，掏出一元钱放入功德箱。在这位信徒的心中，佛的名字叫"灵验"。

在河北遵化茂陵山的一块五百年前的古塔塔碑上，有碑文"皇图永固，帝道遐昌；佛日增辉，法轮常转"，在佛祖和帝王之间，没有明确的势力范围。在权力场、殿台上，佛的名字叫"皆空"。

迷者众生，觉者佛。红尘道场，草木皆佛。

救荒王子

大明王朝的历史，多以残酷、血腥著称，明太祖朱元璋以心机、手段、铁血著称。大明帝国强硬，其在兵法、枪械等方面的造诣，在世界上都是数一数二的。无论是茅元仪编撰的《武备志》，还是当时各级官吏研习的《西洋火器法》《西洋火攻神器说》，都代表着中国古代以来大规模、高层次的技术引进与学习。除此之外，明朝还建立了中国历史上第一支专业的枪械部队"神机营"，并创新出了一种枪械战斗方式"三连发"。而欧洲那些趾高气扬的殖民者，像荷兰的海上马车夫，也是用了二百多年才学到这一点。

同时，大明王朝在人文与科技上也是迎来了空前繁荣。宋应星《天工开物》、徐弘祖《徐霞客游记》、李时珍《本草纲目》都成为中国历史上的文化巨著，由于市井文化兴盛，《西游记》

《水浒传》《三国演义》《封神演义》《金瓶梅》等小说日渐流传，至今仍是经典中的经典。

就连太祖朱元璋的子子孙孙，都代出诗家、书法家、画家、文豪雅士。在太祖的 26 个儿子里面，朱棣征战半生留下数十首气势磅礴的诗句，曾著《御制集》一部，可惜至今已然散佚。蜀王朱椿博览典籍，喜好读书，常与文人雅士为伴，有"蜀秀才"之称。宁王朱权有文史著作《汉唐秘史》二卷，《史断》一卷，《文谱》八卷，《诗谱》一卷，道教专著《天皇至道太清玉册》八卷，古琴曲集《神奇秘谱》，音乐评论专著《太和正音谱》，还编写了《大罗天》《私奔相如》等杂剧十二种，成为杰出的戏曲理论家和剧作家。

而这一节想说的主角，是周王朱橚，其曾作《元宫词》百章，又组织编写了《保生余录》《袖珍方》《普济方》《救荒本草》等医书，是颇有水准的戏剧家和医学理论家。其中，《救荒本草》算是一部惊世之作，一部关于可食用植物的专著，共收录了 414 种植物，并且按照草、木、米谷、果和菜五类进行分类。每种植物都有详细的描述和插图，并且说明了它们的食用方法和功效。这部书是中国古代最早也是最好的救荒类书籍之一。

这五皇子朱橚，早年并无当一个作家、博物家或戏剧家的志向，他年仅九岁就被太祖封到富庶的江浙一带为吴王，颇受宠爱。《明史》里说朱橚在洪武三年（1370 年）封为吴王，十一年（1378 年）改封周王，十四年（1381 年）归藩府开封。朱橚有着独特的"双面人生",一方面作为王爷,他过着锦衣玉食、居"庙堂之高"的生活;另一方面,他因为不可避免地卷入王位争夺的斗争中,曾经被贬云南边陲,这时候朱橚"处江湖之远则忧其君",他看到当地百姓生活困苦、缺医少药,便致力于让医药实现济世救民的目的。

朱橚身上这一巨大反差令人津津乐道,没有什么标签是先天带来的,没有什么帽子是永远戴着的,没有什么人设是一夜间罩上去的,朱橚也是如此。

跟同母同父的哥哥朱棣年龄相仿,朱橚对这权威滔天的皇位的野心是有的。因其思想活跃、不拘一格,曾被太祖朱元璋流放云南一回了。想来这次流放,是年轻的五皇子第一次见到滇地的荒凉、环境的恶劣、百姓的困苦,也是第一次知道民间流传着不少神奇有效的土方子,人们因地制宜,自取所需。

太祖心软了,令朱橚回到开封,五皇子收收心,带着对人间与百草的见识,努力工作。但不出意外的话意外又要发生了。太祖也是多疑多思不走寻常路,按照本该贯彻的继承制度"无嫡立长""兄终弟及",长子朱标英年早逝,按理说朱棣、朱橚兄弟二人是有机会的,而年轻的皇太孙朱允炆被选为了皇位继承人,两兄弟不干了,和小侄子朱允炆开始了内斗。这次,朱允炆把朱橚流放了云南。

如果说一进云南时他还是位意气风发、不谙世事的少年纨绔,这二进云南,则是亲尝人间冷暖、兄弟阋墙、颠沛流离的持重成人。同样潮湿的气候、食物的匮乏、病痛的折磨,在朱橚的眼中已然不同。再次回到开封，是自己的亲哥哥召回的。那时哥哥朱棣已经龙袍加身，成为明成祖。

朱橚从此开始了编纂医疗书籍之路而一发不可收。他不想弄那些佶屈聱牙的大书、厚书去显示自己的学术地位，而是秉持简单通俗、容易上手、接地气、亦字亦画的原则，并且还要求"亲测有效"。

《袖珍方》很快问世，其中记载了 3000 多种药方，总结了颇多名家的用药经验。因其简单易懂，后来一直被不断复刻，广泛流传于民间。

《普济方》也很快问世。顾名思义，普遍济助，一看就是面向老百姓的。其中包含着很多种类，每一个病症都有其方子，还搜集了各种之前丢失的珍贵文献，是中国历史上最大的中医方剂书籍。

《救荒本草》更是一发不可收，朱橚从云南之行体会到，自己应更注重记载野外的一些植物，同时他效仿神农尝百草，移栽植物到园圃中，亲自观察植物生长形态，口尝滋味，取得第一手资料。《救荒本草》原书二卷，共收录记载灾荒可利用野生植物 414 种，其中已见于历代本草书的 138 种，新增加 276 种，分为五大类（草部 245 种，木部 80 种，米谷部 20 种，果部 23 种，菜部 46 种）。

这本书，就是写给老百姓的书，是做不成皇子的朱橚，送给苍生的一份礼物。其目的就是救荒济民，在预防旱涝的侵害或应青黄不接果腹所需，所以书中更注重详细描述植物形态，便于百姓识别，而且每一种本草都注明救饥的食用方法，既具备实用性，也体现了药食同源自古有之。

后来的《本草纲目》《农政全书》都曾大量引用《救荒本草》中的内容，再后来，这本书还传到了日本。十九世纪，日本的学者根据这部书籍的内容整理了《救荒植物数十种》《救荒略》等书籍，其对于植物的分类和描述方法引发了日本学界的深入思考，日本的现代植物科学也由此发端。美国科学史家萨顿在《科学史导论》中评价朱橚，说他的《救荒本草》可能是中世纪最卓越的本草书。

洪熙元年（1425 年），也就是明朝第四个皇帝朱高炽登基第二年，朱橚去世，谥号为"定"，时年六十四岁。

中华历史上王公贵族起伏无数，有他们的"何不食肉糜"，也有他们的《救荒本草》。

雪兔子

　　李时珍，跋涉无数穷山深谷，足迹遍布大江南北，既"搜罗百氏"，又"采访四方"。其于嘉靖三十一年（1552年）开始修编《本草纲目》，经过27年实地查证，查阅800多种著作，于万历六年（1578年）完成编写。又经10年三易其稿，于1590年由金陵书商胡承龙开始刻印，1596年出版问世。《本草纲目》从写作到问世，历时44年。李时珍于1593年辞世，没能在生前看到《本草纲目》出版。

　　自家乡蕲州始，在徒弟庞宪、儿子建元的伴随下，李时珍足迹遍布湖广、南直隶、河南、北直隶等地，也就是说，至少相当于今天的湖北省、湖南省、江苏省、安徽省、河南省、山东省、天津市、河北省、北京市、上海市，7省3市。

　　李时珍有没有到过我的家乡？李时珍尚未来得及去到哪里？

这些疑问留给后人无尽浪漫的想象、诸多美妙的传说和充满人文意味的求证。

在湖南张家界一带有种"莓茶",因为其细胞中所含的黄酮活性成分渗透至表面而形成一层"白霜"而得名"莓",是所有被发现的植物中黄酮含量最高的植物,被现代科学界誉为"黄酮之王""天然青霉素"。这么好的东西,在《救荒本草》里有,在《明史·湖广土司传》里有,在湖南地方志《永顺县志》里有,但在《本草纲目》里没有。

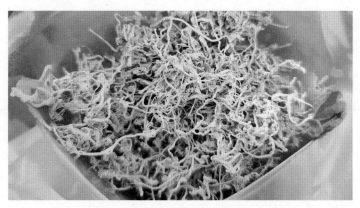

莓茶在炒制的过程中变白

有传说,李时珍早就知道此草,然而却"三寻莓茶而不得",因而未收录。这三进张家界(那时叫"大庸卫"),又三次与莓茶擦肩而过,第一次因为遇到战乱而举步维艰,第二次逢雨季山险路滑,第三次因年老体衰无法攀登,最终与莓茶失之交臂，而未能编入这本医学巨著中。当年的张家界不同于今日的张家界，今日的奇峰异石、秀丽山水、珍稀植物和动物资源，对古人来说是险山恶水、深山老林、枝叶蔓披、百兽出没，连张家界这个名称，也是崇祯年间朝廷封赏一张姓臣子而得名。我宁愿相信李时珍没有来过张家界，按照其治学的态度，必定会听到的"莓茶"附录其中，并注以"某某说"。

李时珍没有去过长白山。但在满族的民间传说中，说万历年间李时珍来到关外的长白山地区考察野参。一行因路途不熟悉，干粮耗尽，为女真人所救。为了感谢女真人，李时珍教会他们采挖人参和制作储存的工艺，还见到了清朝的奠基人努尔哈赤。女真人很快发展起人参产业，在与明朝的交易中换来真金白银，从而崛起并成为明朝最大的心腹之患。但这仅可以作为当时地区民间美好的谈资，实则在明后期，长白山的辽参早已行销内地，关内外畅通，李时珍大可不必前往产地即可采。

我们今天熟知的太子参、决明子、莲子、山药、当归、枸杞、鹿茸等，《本草纲目》也未收录。虽然我们不能强求医圣以区区肉身考大中华之物博，但依稀可见当年李时珍未到达的地域，比如今人论其药物考察并没有到达过广西西南部。据李时珍引用《格古要论》的"或云亦有"记载：说李时珍未去过内蒙古，但其事迹与书籍在身后早已传遍大江南北，清代奈曼旗王子占布拉·道尔吉，因所著《蒙药正典》被称为蒙古族"李时珍"。

每一代草药人的遍迹山林，都会发现新的物种，每一次对原有古籍的勘考，都会有所修正，是以承前启后、岁序更新。像赵学敏在《本草纲目拾遗》中，就收录了新近从民间收集而来或从域外传入的动植物，如山海螺、马尾连、鸦胆子、鹧鸪菜、接骨仙桃、金鸡勒、香草等。

当今通信的发达和交通的便捷，让地球的各个角落成为人们的游戏厅和练习场，由于装备的齐全和导航的便利，驴友们、探险家们有更多机会享受到冒险家凯旋的荣耀，就像远古满载而归的猎手们的骄傲。

1938 年德国探险家希普顿在珠穆朗玛峰海拔 6400 米的地方发现鼠曲雪兔子，制成标本，保留在英国自然历史博物馆。这是目前人类发现的海拔最高的高等植物。2011 年 6 月，复旦大学生命科学学院教授钟扬在珠穆朗玛峰北坡海拔 6100 米的地方也采集到了鼠曲雪兔子并制成标本。

今天谈到的雪兔子，是桔梗目菊科风毛菊属植物。生长于海拔 4500～5000 米的高山流石滩、山坡岩缝中及山顶沙石地。想来，古时候那些最为著名的驴友，没有抵达海拔至高处，才保留了雪莲和西王母的不老神话，才使得雪兔子在后世偶然落入人间。

如果驴友们足够幸运的话，能够在人迹罕至的地方，与黑毛雪兔子、草甸雪兔子、羌塘雪兔子、肉叶雪兔子相遇。它们会被贪婪的人们当作雪莲花，被采摘后变得干枯暗淡，被大把大

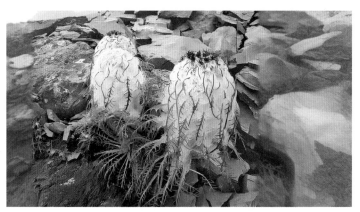
高山雪兔子

把地挂在当地特产店，或者摆在脏兮兮的市集上叫卖。

生境堆雪

黄绿青紫染荒野

谁在匍匐 谁在胆怯

雪兔子天真无邪

远离大烟小火

躲不过人群饕餮

誓俭草

有些花花草草，其名字一问世，仅有象征意义、教化意义，或是起着提词器、提示器的作用。就像勿忘我代表着勿忘我，福寿草代表着福禄寿，誓俭草也如其名，就代表着勤俭节约、不奢不靡。

誓俭草的名字出自一本奇书《草木子》，由元末明初浙江龙泉人士叶子奇所著，生卒年不详。明洪武年间，叶子奇做了个巴陵县主簿的小官。洪武十一年（1378 年），他因一点小事被牵连入狱，《草木子》即其狱中笔记，取此名源自其"恐一旦身先朝露，与草木同腐"之悲哀。

刊行后的《草木子》分八篇四卷，内容涉及面极广，上至天文，下至地理，风雨雾云等气象、草木虫鱼等生物、潮汐地震等现象和灾异，凡所见所闻皆有记录。

《草木子·谈薮》中讲了一个忽必烈种"誓俭草"的故事。原话是："元世祖皇帝思太祖创业艰难，俾取所居之地青草一株，置于大内丹墀之前，谓之誓俭草，盖欲使后世子孙知勤俭之节。"忽必烈回想起当年成吉思汗开创大蒙古国时的艰难，便命人从成吉思汗事业初创的地方撷取一株青草，并将它种在宫殿台阶的前面，称为"誓俭草"，用意就是让皇室的子孙们从此记住勤政节俭的道理。

　　"至正间，大司农达不花公作宫词十数首"，"达不花"是人名，"大司农"是负责农桑水利的官员，创作了数十首反映宫廷生活的诗歌，其中就提到了"誓俭草"。有一首诗是这样写的："墨河万里金沙漠，世祖深思创业难。却望阑干护青草，丹墀留与子孙看。"

　　"后尝于太府监支缯帛表里各一，帝谓后曰：'此军国所需，非私家物，后何可得支？'"有一次察必皇后从太府监拿了些丝绸，忽必烈对她说：这是用于军国大事的物资储备，不应该用在家里的日常生活。

　　元世祖忽必烈，是中国蒙古族历史上的重要人物。虽灭南宋，一统全国，行用汉法，创建元朝，却又多疑猜忌，贪财好利，纵容近侍，穷兵黩武……忽必烈的一生复杂多变，但其本人生活俭朴，主张节用财力，反对奢靡浪费，持"铢累寸积""惜财富国"的观点是符合史实的。

只不过，这誓俭草和其背后的故事，在历史上就绽放了轻轻一瞬，未有多久就被遗忘了，以至于来不及去问一问：羊草、黑麦草、苜蓿、狼尾草、沙柳、梭梭草……这"所居之地青草一株"，究竟是广博的内蒙古草原上的哪一株？

我在元代诗人、画家、书法家萨都剌的一首诗中，找到些许踪迹，其《上京即事五首·其一》曰："大野连山沙作堆，白沙平处见楼台。行人禁地避芳草，尽向曲阑斜路来。"这首诗写的是上都的外景。沙漠与远山相衔接，宫殿巍然矗立。此处的芳草，即元世祖命名的誓俭草，在大漠与宫殿的奇绝形象中，元世祖思创业艰难，想必这誓俭草至少来自荒漠、半荒漠之地，而非水草丰美之地。

后又很快在元代画家、诗人柯九思的《宫词一十五首·其二》中找到了可能最为准确的答案，"世祖建大内，命移沙漠莎草于丹墀，示子孙毋忘草地也"。后世以忽必烈为主角的小说、传记及影视作品，在将誓俭草解说为"莎草"时应是使用此来源。

在"誓俭草"即"莎草"之后，由象征和教化落地生根为实物指向。说起莎草，内蒙古人不会陌生，它有着更常用的名字"梭梭草"，也被称为地毛、地贡子、野韭菜。今天，我们常叫它"恶性杂草"，因为它在农田和草坪中横冲直撞，破坏庄稼和景观。但这种草生命力强，抗风沙，耐干旱，其庞大的根系能庇护一种珍贵的药材植物肉苁蓉寄生在自己的根部，《本草纲目》

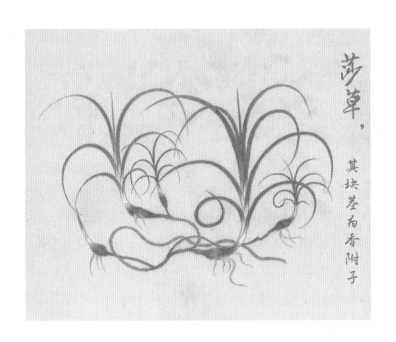

莎草，其块茎为香附子

记载它可以"行气解郁，调经止痛"。在中药材中，我们常听到的名字是"香附子"。

　　莎草被元世祖寄予了俭朴的厚望，而莎草，也如成吉思汗把子孙后代像种子一样播撒到欧亚大陆的几乎所有地方，生命力顽强，随风起舞，在历史上画刻篇章。

　　而元世祖忽必烈，前半生可谓功高赫赫、政施得力，有心爱的皇后相伴，有出色的太子作为继承人。但到了晚年颇多遗憾，除了多次军事行动基本都以失败告终，皇后和太子也先于自己去世。

1294 年，元世祖去世了。后世演绎，有说肥胖致死，有说呼吸系统衰竭而死，有说被毒害而死，不过，忽必烈一共在位 35 年，活了 79 岁，是历史上为数不多的长寿帝王。

忽必烈之孙元成宗铁穆耳即位后，及至后世到元覆灭，誓俭草未再专门提及。

想来，这《草木子》作者叶子奇横跨两个朝代，"草木其人，不草木其言"，有"小太史公"之风范。然其于明代屈辱于囹圄，并未被明朝廷所喜，怀念前朝也是情之自然。他虽然如其他文人一般抱怨元代文人的政治地位低下，但是也说："元朝自世祖之后，天下治平者六七十年，轻刑薄赋，兵革罕用，生者有养，死者有葬，行旅万里，宿泊如家，诚所谓盛也矣。"

寄生菟丝子

我们存在之前，没有我们，没有草木。古生物学家和地质学家将生命的出现分为隐生宙和显生宙，隐生宙有冥古宙、太古宙、元古宙，显生宙又分为古生代、中生代、新生代。在汉字的语境里，则是一个"冘"与一个"荒"。相比起以代、纪、宙解释世界，这二字更像是在感受世界：冘诞，继而是荒诞，多美的大境。

古人造字先造冘字，再造荒字。一个是无草的水冘，一个是长草的野荒。人类生存以来一直自诩为"土生土长"，并"脚踏实地"地劳作，将大地称为"人类之母"。然而，宇航员从天外俯瞰地球后一致认为：地球是一个以蔚蓝为基色，镶嵌着橘黄斑斓的球体，大陆仿佛是海洋中的一些岛屿，整个地球看起来恰是一个蓝色晶莹的"水球"。

自远古大水自天而降，赤日炎炎伴随茫茫长天，丛林大野，江湖兽皮，雀翔高处，辗转一方。看不见高山，也看不见平地，滔滔大水存于先民记忆深处。《山海经·海内经》说："洪水滔天。"后来，水底的褶皱浮沉冲撞，凝结成了不坏的根基，我们称之为大陆。蒸汽、冰川、火山、细菌蚕食着水土，大陆开始漂移在几个大洋周围。

草木初始。植物的祖先把叶绿体招安，叶绿体放弃了独立生物的身份，变成了细胞器，在植物内共生，然后花了 10 亿年时间把地球氧含量提高了 20%，以此屠杀了 95% 的其他厌氧菌。大荒诞生，草木成为名副其实的洪荒霸主。人们在记忆中保留了芄字，给了它昔日的恐惧与尊重。

芄浒、荒嵚，山水草木，地球异常疯长的世界拉开帷幕。

叶绿体，被称为植物进行光合作用的永恒装置。从百草时代来到人类社会后，人们没有忘记它来自海洋的出身，并继续打听着它的下落。

1771 年，英国科学家普里斯特利发现，将点燃的蜡烛与绿色植物一起放在密闭的玻璃罩内，蜡烛不容易熄灭；将小鼠与绿色植物一起放在玻璃罩内，小鼠不容易窒息而死。证明：植物可以更新空气。

1864 年，德国科学家把绿叶放在暗处理的环境中，绿色叶片一半曝光，另一半遮光。过一段时间后，用碘蒸气处理叶片，发现遮光的那一半叶片没有发生颜色变化，曝光的那一半叶片则呈深蓝色。证明：绿色叶片在光合作用中产生了淀粉。

1880 年，德国科学家思吉尔曼用水绵进行光合作用的实验。证明：叶绿体是绿色植物进行光合作用的场所，氧是叶绿体释放出来的。

由此，35 亿岁的蓝藻细菌、5.8 亿岁的玻璃海绵、5 亿岁的水母、4.5 亿岁的马蹄蟹、4 亿岁的腔棘鱼、2.7 亿岁的银杏，与阳光相生，将光合作用带往大地深处。

那些不能进行光合作用的植物们，也开启了属于自己的求生之旅，它们或者过着异养的生活，或者进展到一个新的自养的生命轮回。

异养的存活方式，有共生、寄生、腐生。寄生植物在自然界中是一个不能被斩草除根的庞大家族，它们只以活的有机体为食，从绿色的植物体内取得其所需的全部或大部分养分和水分。这些不含或只含很少叶绿素、不能自制养分的植物，约占世界上全部植物物种的十分之一。由于寄生植物会使寄主植物逐渐枯竭死亡，它们是致命的依赖者，植物界的寄生虫。共生则是指不同生物之间所形成的紧密互利关系，动物、植物、菌类以及三者中任意两者之间都存在这种相互帮扶。

腐生兰，生长在已经死亡并且腐烂的植物体上，从这些残体上吸取营养物质，不能进行光合作用，因而为非绿色植物，这类兰花植物中最有名的是天麻。天麻没有根和叶，缺少叶绿素，当然不能进行光合作用制造有机物，也不能吸收水、无机盐。经过漫长的进化过程，天麻的叶退化成现在的鞘状鳞叶，根也退化了，全身没有一点绿色，不需要进行光合作用，全靠"吃"蜜环菌养活自己。

一些人工培育的观赏植物不含叶绿素，例如仙人掌科的红色、粉红色、紫红色的仙人球绯牡丹，黄色的黄体绯牡丹、世界图、山吹等，白色的白星。这些植物需要嫁接在绿色的砧木上才能存活。

菟丝子叶不含叶绿素，故不能进行光合作用。菟丝子并不放弃对生的渴望，它把自己演化成寄生植物，叶退化为淡黄色的鳞片状，把自己附着在寄主植物身上，然后对接触寄主的部位伸出尖刺，戳入宿主直达韧皮部，吸取养分以维生，甚至还能将养分转化为淀粉粒储存于组织中。等它发展壮大时便能覆盖寄主并贪婪地榨取寄主身上的营养和水分，直到寄主死亡。

菟丝子本来是有根的，它的种子成熟后落入土中，第二年春天萌发。在寻找新的宿主时，菟丝子进化出了口味偏好，它特别喜欢豆科和菊科植物，找到了心爱的家庭，确认能从新家吸取养分和水分时，寄生关系建立。这时，菟丝子就会自动断根，寄生生活再次拉开帷幕。

农夫们把菟丝子当作杂草、野草、恶草，必欲除之而解心头之恨。李时珍则把菟丝子当作一味上好的中药材，如获至宝而喜气洋洋，说其有两大药效，一是补阳益阴、补肝益肾、固精缩尿；二是安胎、明目，解口干烦热、腰膝疼痛等杂症。

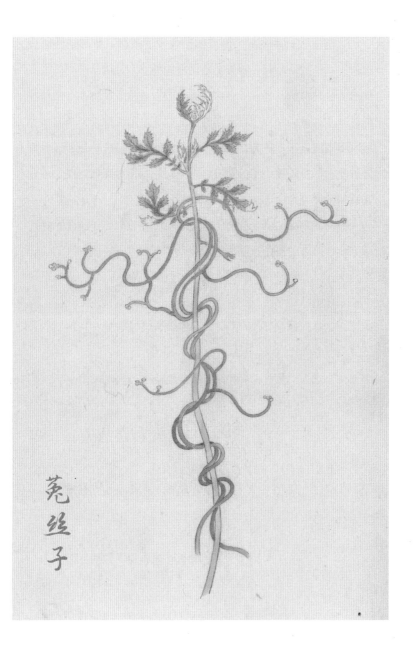

寄 生 菟 丝 子

菟
丝
子

每当春天打着哈欠，伸着懒腰独步天下时，菟丝子一棵棵形似小白蛇的幼苗就一脸无辜地钻出地面。古灵精怪地向阅世不深的大豆、辣椒、番茄、苜蓿、亚麻等嫩苗献殷勤，这些嫩苗一般都乖乖就范。在一个自认为舒适的地域里逍遥快活，一起享受风风雨雨的召唤，一起在阴晴不定的田野沸沸扬扬，一起过着不分彼此、不分雌雄、不分美丑、不分好坏、不分高低贵贱、不分亲疏的美好生活。

只不过翌年春天，菟丝子早已跑路，它以一个侠客的身份、一个游吟诗人的身份重新浪迹江湖。

马蹄踢踏

　　一骑绝尘是一匹野马在文字里留下速度的绝唱;《马踏飞燕》是一匹骏马在青铜器上铸下流芳千古的痕迹。在人类在几千年或者几万年的行进过程里，马是人类选择的最佳交通工具。马可以骑乘，牛可以骑乘，骆驼可以骑乘，大象可以骑乘，唯独速度最快的是马。马是人类找到速度带来的快感的重要来源。在长期的骑乘过程中，在成千上万双眼睛的细致观察和形成经验及总结教训后，马成为人类炫耀的资本，成为茶余饭后的谈资。

　　在马匹被描述为神圣存在的同时，马蹄也成为文化刻画的一部分。在草原民族的画像中，常常出现马匹形象的笔触和线条，这样的形象艺术也被称为"马蹄纹"。在我们早期的青铜器中，也有马蹄纹的出现，并被视为新石器时代后期中国文化的重要符号之一，并且常常出现在各种器物和建筑物的装饰中。马蹄的形象，是古代视觉艺术的一部分，已经成为庙堂坊间潜移默化的符号。

在隋唐以前，马蹄是更自然一些的形象，其本身带着像人类指甲一样厚厚的角质层，并不断生长。在土质较软的平地和草原上，马蹄的磨损没那么严重。一旦进入寒冷潮湿的环境中，马蹄角质层会变软，走坚硬的山路会对马蹄造成严重的伤害，轻则过度磨损，重则患上蹄病。

后来，有了马掌这个东西，学名叫作马蹄铁，在古代还曾被称为"脚涩"。民间曾流传段子：断了一枚钉子，掉了一只蹄铁；掉了一只蹄铁，折了一匹战马；折了一匹战马，摔死了一位将军；摔死了一位将军，吃了一场败仗；吃了一场败仗，亡了一个国家……

不过，在目前出土的先秦文物及记载中，并没有发现关于马掌的确切遗存。有学者将其解释为金属易腐朽，但也难以服众，因为考古发现了很多当时的铁质马衔、马镳，却没有发现马掌。有些学者指出，当时对马蹄的保护方法，就是用烙铁去烫马蹄底部，使其变得更坚硬，倘有资料可交叉论证，这倒也是一种解释。

文字记载使用蹄铁之名，首见于明朝《增补文献考·经籍志》。书中说，过去没有蹄铁时，用编葛护蹄。尹弼商东征建州时，冰冻冻伤马蹄，前进受到影响，尹用铁片制成马蹄形，分两股钉在马蹄上。蹄钉莲实形，头尖尾大，共八股。在冰上行走可防滑。从此以后，"有马者均用此"。冬夏皆把蹄铁装上，远行不伤马蹄。建州乃吉林东侧一带，明朝改为建州卫，是当时往来的要冲。

　　一匹马留给人类的记忆太过美好，穿越历史的风风雨雨依旧走进一茬茬人群的生活中。斑驳不堪的蹄印会被风雨、风雪遮盖掩埋，响彻长空的嘶鸣瞬间会无影无踪。在被马蹄践踏过的原野上，有一株被称为马蹄香的植物匍匐在大地上，侧耳倾听马群踢踏有声的回响。

　　马蹄香，马蹄香，马蹄踢踏过后留香。这个神奇的物种不仅叶片接近马蹄的形状，组织被破坏后又散发出更为强烈的香味，予人玫瑰手有余香，予马野草蹄有芳香。嫩绿、翠绿、水绿、青绿、墨绿的味道和色彩，跟随一匹匹黑马、白马踢响八方，涂抹四野。

　　马蹄香的学名是杜衡。别名有一大长串：土细辛、臭药、冷水丹、高脚细辛、狗肉香、泥里花等。杜衡的名字最早出现在《山海经》里，可谓是地老天荒。"天帝之山有草焉。其状如葵，其臭如蘼芜，名曰杜衡。可以走马，食之已瘿"。在《楚辞·九歌·湘夫人》中也留下激烈的歌声："芷葺兮荷屋，缭之兮杜衡。"确定杜衡就是马蹄香的是宋朝的沈括，其在《梦溪笔谈·药议》中写道："东方南方所用细辛，皆杜衡也。又谓之马蹄香。"

　　到了李时珍时代，经过反复征求朝野上下左右的意见，最终记录于《本草纲目》中："杜衡，叶似葵，形似马蹄，故俗名

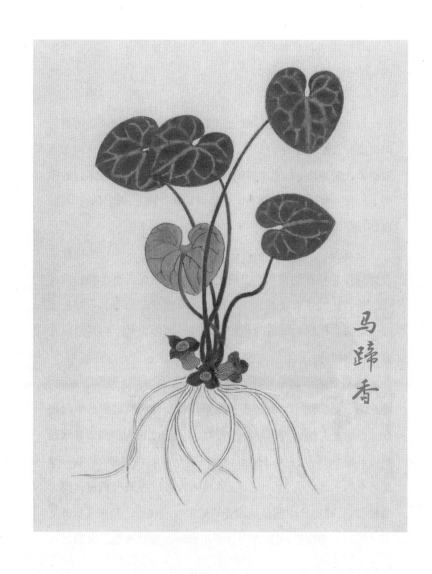

马蹄香

马蹄香。"李时珍认为马蹄香有散风寒、下气消痰、行水破血的
功效。其是全草入药的植物，特别是其散发的味道对动物有明显

的镇静作用。今天的中医界同样认可李时珍的判断，其能祛风散寒，消痰行水，活血止痛，解毒是不争的事实。

马蹄香，香浓旷野，香熏禽兽。因其浓郁的味道无遮无拦、肆意挥霍、弥漫张扬、醒人耳目，其香气也被形容得很另类：马蹄香，气特异。古人实际，偶尔将马蹄香放入衣柜里，当樟脑丸使用；今人浪漫，将马蹄香调和到香水、蜡烛和香熏袋中。自从马蹄香的名称越来越书面化，意味越来越抽象，其逐渐与马蹄形、马踏步失去了直观联系，偶尔还会与外形完全不同的忍草科缬草属植物蜘蛛香一同被混用。

不过，马并不是生来就只有一个脚趾头。在漫长的进化史中，马的远古祖先曾经拥有多个有蹄趾。大约 6000 万年前，马的祖先只有狗那么大，它的前腿有三个脚趾，后腿的脚趾比前腿多一个。这种多趾的形态持续了千万年之久，在这漫长的过程中，马的体型不断增大，趾的功能也发生着改变，中趾逐渐成为主要着力点，承受更多来自身体的压力，而位于两侧的脚趾则逐渐变小。如今我们所看到的马蹄已经演变成了一个完整的单趾，这些多余的趾已经完全消失。

在过去 200 万年中，单趾马成为世界上最主要的马科动物，在世界各地生存繁衍。事实证明，在生存这个问题上，如何让自己在获得更多食物的同时避免被其他动物猎杀至关重要。单趾马聪明地选择了用脚趾的变化达到这一目的，从速度转为耐力。

耐力，让它们找到了食物，让它们能跋涉更远的水草，让它们进入人类的视野。耐力，让它们彻底走进人类社会，供人们骑射、征战、书画、称赞。

路过一片浅水洼时，我们这些老人家还会不假思索地想起：看这多么像马蹄的印记！

仙人仙草

在道教发展为教派之前，在佛经沿着丝绸之路来到中国之前，在庙宇、道观这样的托寄场所出现之前，中国就已经存在着一种松散的传统，带着人们长生的渴望，从三皇、先秦、西汉、晋、宋、元、明一路贯穿，追求与天同寿，渴望羽化飞升。后来到今天，我们将这一系列的观念和方法统称为"修仙"。

我们的上古神话和古籍记载中，就出现不少仙草仙花。《洞冥记》记载了一种植物"洞冥草"，它会发光，折下枝条可以用来当火把，可以照见鬼物；可服食，常食之身体亦会发光。在《淮南子·堕形训》中有"不死草"，"南方有不死之草。禹诛防风……防风神见禹，怒射之……神惧，以刃自贯其心而死。禹哀之，瘞以不死草，皆生，是名穿胸国。"《太平御览》里记载了"车马芝"，"车马芝生于名山之中，此尧时七车马化为之。能得食之，乘云而行，上有云气覆之，可成仙。"《诉异记》记载的一种仙草"龙刍"，古语云"一株龙刍，化为龙驹"。穆天子尝以此养八骏。有说为龙的口水所化，又名龙涎草。《拾遗记》中还有"九穗禾"，说"（炎帝）时有丹雀衔九穗禾，其坠地者，帝乃拾之，以植于田，食者老而不死"。

提到修仙炼丹或专门讲修仙炼丹的古籍则数不胜数，如《抱朴子》《清静经》《洗髓经》《本草纲目》（如"人部"）、《云笈七签》《女金丹法要》等等，均有涉及。

修仙，是中国人对能力与欲望的放大和延展，同时由于人们认识的局限，所以想象的神仙也是"人"的模样。

仙是人仙。庄子《逍遥游》中说："藐姑射之山，有神人居焉，肌肤若冰雪，绰约若处子；不食五谷，吸风饮露；乘云气，御飞龙，而游乎四海之外。其神凝，使物不疵疠而年谷熟。"《太平广记》中记载"葛玄曾于天寒时张口吐气，赫然火出，须臾满屋，客尽得如在日中，亦不甚热。"《宋史》记载吕洞宾，"步履轻疾，顷刻间数百里，世以为神仙"。《明史》记载张三丰，为"寒暑一衲一蓑，饮啖升斗辄尽，或数日一食，或数月不食，书经过目不忘，游处无恒，或云一日千里"。还有多种版本的传说，说左慈能变为鲈鱼，隐身遁形不见踪迹。

从这些记载中大约可以体察，不管是宗教传说还是经史记载，"仙"始终是神通广大、长生不老、飞天遁地、逍遥自在的存在。抛开各种神话传说，所谓的"仙"应该具备两种条件：一是思想上的超脱，不被物所累，什么功名利禄、酒色财气，皆是过眼云烟，他们逍遥自在，思想、道德和精神皆走到了极高的水平，远超凡俗；二是他们本领高强，异于常人，本事很大。

世传之神仙，就是称呼那些异于常人、已非凡俗的得道之人。就算他们不能真的长生不死，不能真的飞天遁地，不能真的跳出三界外，不在五行中，但可以确定的是，他们依旧远超世人，本领高强，不管是思想境界还是本事，都是颠覆常识认知的。

所谓的"仙"，人字旁边一座山。人在半山修行为仙。

仙到底是怎么产生的？仙人，大自在、大逍遥，不被生老病死、功名利禄所束缚。挣脱出"生老病死"的束缚，不想被尘世所累的"仙人"，有可能就是存在于先民心中的最终梦想，也是他们为我们创造出来的想象力成果。

有几个仙风道骨的字的产生，也是意味深长，譬如：僧、魔、鬼、道、妖、俗。

僧，曾经是人，现在剃度出家可以不是凡人；魔，人食麻而鬼走为魔；鬼，人在田下埋葬为鬼，男死为鬼；道，走在修仙路上的人；妖，女死为妖，女子半路夭折视为鬼；俗，人吃五谷杂粮放臭屁为俗。

俗，人加谷。七情六欲活灵活现，饱吹饿唱穷撒谎，老子英雄儿好汉，好汉不提当年勇，英雄莫问出处，见人说人话、见鬼说鬼话，恨人有笑人无，东施效颦、狐假虎威、装模作样，皆谓俗。脱俗是梦，不俗是仙，何人不俗？只是有人高维度的俗，有人低维度的俗。有人人前俗，有人人后俗。

俗是常态，不俗是变态。但人们总能够为各类超脱、跳脱、洒脱、脱线之人，找到一个合情合理的符号和文字加以固化、定妆。

涉及仙字的还有仚、仝、贤和闲。它们的发音都一样。

人在山顶是"仚"，基本是指大和尚、资深道长这类高人。闭关有之，辟谷有之，通神有之，视千里如一寸，弹指取天山之石，其貌不扬却身怀绝技，似乎不食人间烟火。

"仝"则一般是指刚刚出道预备修行的小和尚、小尼姑、小道士。苦行僧、贫僧、行脚僧的称呼非其莫属。凡是真真实实在半山腰修为者，一般患有三种职业疾病，一是易生痔，二是易患关节炎，三是瘀久易患前列腺炎。

贤，修为有成，又愿意回红尘指点江山的人，人们谀之大贤，或称作社会贤达人士。仔细瞧瞧，也许今天此类人多喜装疯卖傻。

闲。齐白石老人的一段名言：一生只愿做闲人。写点闲字，画点闲画，见点闲人，说点闲话，写点闲文，看点闲景，这该是人生的一种大自在境界，细想起来，人一生能几处是闲处，得闲空，有闲情，难。求忙容易求闲难。人为生计所迫，为信仰所迫，为养家糊口所迫，为官场商场的追名逐利所迫，几人敢闲？几人会闲？几人能闲？

其实，"闲（閒）"这个字，并不是我们字面上看到的"门里有棵树"这么个场景，閑和閒是一家，是古人造字时两个极富有活力和闲情逸致的字。

閑，是下午四点半后，门前的柳树、榆树、杨树浪荡摇曳，落在斑驳的墙壁和紧闭的柴门上的印痕；閒，是在两山夹击中，散落在崇山峻岭中的野树林，荡漾出的影影绰绰的状态，时间不停流逝的一种无人知晓的閒。

閑和閒是古时候的小孔成像，是对时间最早的素描，也是禅意最早出现的胎记。有时间在傍晚时分观察树影摇曳和婆娑，并且一丝丝、一条条在眼前晃晃悠悠、扑朔迷离地消失。时间有了移动的身段和色相。傍晚和黄昏有了东和西的区分，一天一天，一月一月，一年一年有了相似又不相似的路径。

闲等春花秋月，闲看青鸟揽空，闲听晨钟暮鼓。一闲一色，一闲一声，一闲一朝朝暮暮。这是一种心境，是一种生命的状态，是一种胆量，是一种鸟瞰红尘的气度。

忙忙碌碌中，人丢掉了一个"闲"字，按照他人设计的台阶一步步爬，爬得鼻青脸肿，人不人，鬼不鬼的，还全然不知。按照财富设下的山头，打掉左山头，又攻右山头，弹痕累累，英年早衰。

有"闲"即仙。在时间里采撷花花草草曰俗世，在花花草草里采撷时间曰修仙。

沙蓬钟情

一见钟情，是因为别无选择。我体会到这句话，是在巴丹吉林沙漠中。

荒漠中，沙的色彩过于单调，春夏秋冬一身不变的衣裳。望天惆怅，深秋尤甚。人世间的大画面往往在秋季呈现一种乾坤大挪移。中国西北的巴丹吉林沙漠，似乎沉寂一个冬天，一个春天，又开始了牧空之旅。那一年，随着一个驼队，我进入巴丹吉林沙漠采访。

大风浩浩荡荡、混混沌沌、漫无目的地闲逛在天际。只要你稍微抬抬头，流沙遍野的景色霎时间涌进眼帘。细细的沙流、沙痕、沙溪、沙丘随着云的荡涤，不紧不慢地弥漫在整个穹庐中，蔚为壮观。东南西北净是沙湾、沙湖、沙流，一层一层，薄薄的厚厚的遮蔽野空。黄昏落日任由余晖涂抹，青风婆娑天影任由鸼鹛舞弄。没有呛鼻的烟尘，只有沙粒含着百般滋味隔着高天厚地，渺小如尘埃的人融进沙流沙浪的喧哗声里，倍感漂泊。

一路上，沙蓬送来一点点骚动，马兰花则送来另一种色彩，让素野有一丝丝艳丽，让荒野有微微的生命闪烁。

这些草儿，在月牙形的沙漠间孤零零地滚来滚去，探头探脑，逍遥自得，在沙尘暴骤起的月份，沙蓬则会扮演沙尘暴不弃不离的情侣。肆虐的气候，昏黄的天空，世界末日来临的感觉笼罩大地时，沙蓬好似破风前行的骑手，在昏天黑地的气氛中，招摇穹庐。

似乎是植物界的沙蓬选择了干旱少雨的大漠，戈壁和荒漠化草原无可奈何地接纳了沙蓬。

经过三天的跋涉，黄昏时分，我们借宿在一个放驼人家里，恰好遇到这户牧人嫁闺女。新郎官是甘肃人，带着六瓶白酒、四块砖茶接新娘。我十分好奇，问新郎官是怎么同牧驼女认识的。他说，他是来沙漠拉硝，遇到牧驼女，算上这次接新娘出沙漠，是第三次。

在人迹罕至、人烟稀少的地方，人遇见人是一件非常不容易的事，人见到人也是非常稀罕的事。过去，叙述男女爱情的文字仓库里有一个词，叫一见钟情。试想一下，在北京的王府井大街、上海的南京路上，发生一见钟情的概率极低。在寂寥、寂静的大漠，在别无选择的大漠，才会发生一见钟情的浪漫爱情故

沙蓬

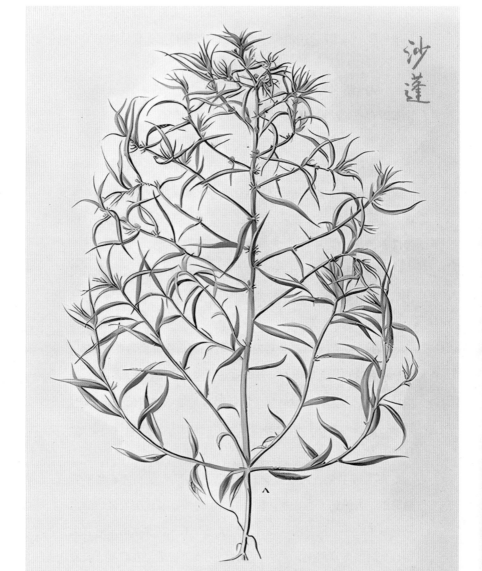

事。多年后我再来沙漠的时候，这对新人已经有了儿女一双。

离开巴丹吉林沙漠的路上，我去了古日乃苏木境内的古日乃湖，位于巴丹吉林沙漠边缘。古日乃藏语叫"兀鲁乃"，系"水草之地"，也有人说是野鸟河，还有说是"多湾之地"。在沙涛汹涌、沙尘暴频繁的巴丹吉林沙漠深处，竟然奇迹般地存在着这一片纯净美丽和丰厚富饶的草原，这一定是上天或成吉思汗的恩赐了！那个时候，古日乃湖算是沼泽，但还有明显的水面，众多的泉眼散布在湖的各处，周围密密的植物生长，芦苇葱簇、梭梭成片。

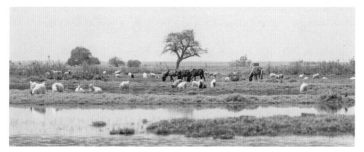

沙漠绿洲

再次看到沙蓬时，心中已了无惊喜。没有了风沙这厉害的主宰，沙蓬也退居二线成为草丛中寥寥无几的小玩意儿。

沙蓬草，在沙漠中，是生命力的象征，是荒漠中的大功臣。沙漠中的牧民见到它，是喜悦的，"这就是野生沙米，我们昨天吃的那个凉粉就是它做的！"沙蓬种子似黄米粒大小，至少有 1300 年的食用历史，是旧时重要的救荒植物。沙米营养丰富，含粗蛋白、脂肪、碳水化合物等，当地人常以沙米制作炒面、糕点，还用来榨油吃。《本草纲目拾遗》有记载："沙蓬米，凡沙地皆有之，鄂尔多斯所产尤多。枝叶丛生如蓬，米似胡麻而小。作为粥，滑腻可食；成为末，可充饼茶汤之需。"

沙蓬还为沙漠中的昆虫、鸟类和大型食草动物提供食物，推动生态系统植被演替。同时，沙蓬是荒漠地区的重要饲用植物。骆驼和山羊终年采食沙蓬，绵羊、牛和马则喜食它幼嫩的茎叶。

沙蓬草，在草原中大量出现，则成为草原沙化的警钟。

肥水丰田里，很少有它的身影，但是在土壤贫瘠、干旱少雨、风沙大的环境下，它不知不觉地就长了起来。固然，沙蓬喜生在流动、半流动或固定的沙地，不怕风刮沙埋，是流动沙地的抗沙植物之一。固然，沙蓬种子即使保存 5 年以上也不会失去发芽能力，是固沙先锋植物。但是见到它的肆虐，人们心中阴影升腾：不要再来沙尘暴了！不要那天上的黄河！

虽然沙蓬也曾陪我入夜，回到那梦中的巴丹吉林。

海棠不还乡

茱萸、柳树、浮萍、杨花、莼菜、海棠、红豆、梧桐，都曾被人寄相思。游子念故乡，远方思亲朋，华梦浮旧人，在诗词中淋漓尽致，反复唱诵。

"轻抚海棠泪珠滑，人间春色正浓泊。""阶下青苔与红树，雨中寥落月中愁。""一声梧叶一声秋，一点芭蕉一点愁，三更归梦三更后。""砧杵敲残深巷月，井梧摇落故园秋。"惆怅，还是惆怅。惆怅，是一种不具体的情绪。思乡，是一种不回乡的惆怅。李白"举头望明月，低头思故乡"，然而一生未回乡。

古人的故乡，是起点，也是终点，是过去，也是未来，生命就此连接成一个环形。但这个环形，也大多是人的生命观，而非脚下的路。古人谈及故乡而悲，大多为无可奈何，少小离家，满怀抱负，一朝功名，客居他乡，待垂垂老矣，告老还乡，时过境迁，物是人非。

人们将抱负倾泻于异地，期望创造下一个故乡。人们将感伤抒发于故土，期望能够成为取暖的火光。人，其实何其贪恋！

把诗情画意摘下，故乡的故事，有着很多种，也许故事的主角，就在你的身边。

在我的家乡内蒙古，有一位新中国成立前就参加革命的老干部，随着年纪越来越大，思乡的情绪越来越浓。终于有一天，他带着秘书、司机启程，回到了朝思暮想的老家。第一天，和玩泥之交的老伙伴叙叙旧，相谈甚欢；第二天，老伙伴们络绎前来，各种合理的、不合理的要求一股脑倾倒出来；第三天，老干部赶紧打道回府，从此再不提回家乡。

告老还乡，告老还乡，其本质是一种成文或不成文的制度，其次才是一种文化生命走向。在古代，无论是内阁首辅、军机大臣之类的高官，还是各部侍郎、尚书之类的大员，或者是在地方任职的各级官员，卸任后都会回到故乡居住和生活。这种制度肇始于春秋战国，形成于汉朝时期，发展于唐朝时期，成熟完善于宋、元、明、清时期。唐代散文家韩愈在《复志赋序》中说道"退休于居，作《复志赋》"，是我们最早见到的"退休"一词。古代官吏，特别是朝廷大臣，除了少部分受政治斗争牵连，或软弱无能被勒令退休以外，大部分都是主动请求"告老还乡"。

富贵不归乡，如锦衣夜行。从过去到现在，总是有很多大人物、大大的人物，不愿回故里。不回故里，一首元曲道破玄机。

元朝词曲作家睢景臣写过一首叫《般涉调·哨遍·高祖还乡》的词曲，共八支曲子，按照时间顺序，展现了高祖还乡完整的过程。词面比较长，我写个大概意思：

听说有个大人物要还乡了，社长挨家挨户地通知大家，差使和乡亲们忙碌得不亦乐乎。一大队人马过来了，前头的人打着旗子，乡亲们看得眼花缭乱，觉得这行头花里胡哨、千奇百怪。

有位大汉下车了，众人马上行礼。大汉见乡亲们跪拜在地，赶紧去扶。这父老乡亲一看，哟，这不老熟人嘛！就念叨起来：你姓刘，你老婆姓吕，你以前是亭长，喜欢喝酒。你的丈人在村里教书，你曾经在我屋庄的东头住，春天你摘了我的桑叶，冬天你借了我的米，还强称了我三十斤麻，少给我几斛豆，我这账簿记得清清楚楚……平白无故，你为什么改了姓、换了名，要叫汉高祖。

看到这里，作为读者的我也有点尴尬到脚趾抠地，这元曲把奚落和嘲讽的本事发挥到了极致。

大人物为什么不愿回故里，儿时的伙伴，会提起当年穿开裆裤的事情，老家伙们会提起偷鸡摸狗的糗事，骗子怕老乡，皇帝也怕老乡。在乡里乡亲面前，一切乔装打扮瞬间变成透明，皇帝的新衣也会被扒得精光。

我找到《本草纲目拾遗》里转引《漳州府志》里的"秋海棠"："秋海棠岁每生苗，其茎甚脆，叶背作红乱纹，云是相思血

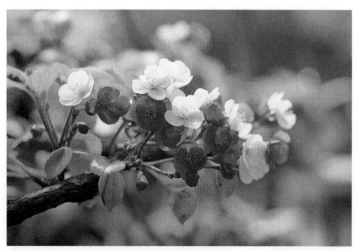

海棠花

也。相传昔人有以思而喷血阶下，遂生此，故亦名相思草。其花一朵谢，则旁生二朵，二生四，四生八，具太极象，雅艳异常。"

相思喷血生海棠，然海棠依旧也。人贪恋而贪恋在，哪个不是背井离乡？哪个不梦着衣锦还乡？哪个不期望自己一生在外朝圣，换取回乡故亲的一跪一拜一艳羡？

如今时过境迁吗？并没有。今天的网络上，年轻人们说着，"故乡容不下肉身，他乡留不下灵魂"。说起回不去的故乡，就像说起回不去的童年一样。

烟熏火燎

　　薄暮时分，一场祭祀活动在郊野拉开帷幕，星星一颗一颗出场，跳跃在遥远的星空。人间的生老病死，福生祸灭，季节的轮回，几乎都在老天爷的掌控中。不管是帝王将相，达官显贵，还是贩夫走卒，无不信天、敬天、拜天，祈求天神的佑护。

　　现场堆积出高高的柴火墙，大麻秆、罂粟秆、稻秆、白蒿、缬草随着风势熊熊燃烧，草的味道，人的嚎叫，瞬间形成群情汹涌的热潮。浓烟四起时，烟火缭绕中，人们载歌载舞，手舞足蹈。浓郁的味道进入鼻腔，大量烟尘吸入气道，喃喃咒语进入耳朵，先民们如醉如痴，忘乎所以，雄心勃勃的欲望喷薄而出。

　　刀耕火种，是我们农耕文明的先声。烟熏火燎，是远古先人精神、娱乐、生活护理中的常态。我们都从刀耕火种中走来，我们都从烟熏火燎中走来。

神时代，在祝由之仪中燃起火把，打开酒坛，对话日月星辰、山川湖泊、风雨雷电、飞禽走兽，"绝地天通"。

帝时代，从宫廷到民家，用矮桌置炉，与人膝平，焚香抚琴、吟诗作画、驱赶蚊虫、静息养生。

在秦到明清时期中医相关文献中，烧、熏、焚，基本与瘟疫、疠病、秽、恶站在对立面，方子里面，朱砂、雄黄、苍术、艾草、皂荚出现的频率非常高。

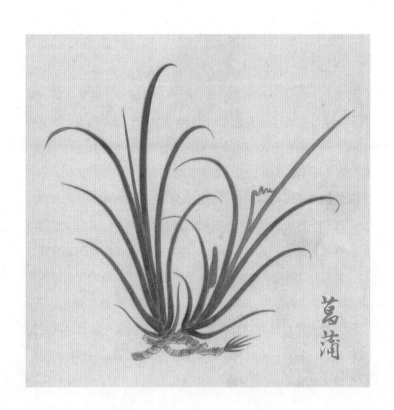

菖蒲

在没有艾香甚至蚊香以前，人们用艾草、菖蒲、苍术等做成熏香粉，在铜炉中闷燃，用烟雾除湿祛秽。乡间则用稻草杂以艾草或菖蒲，做成草把或拧成草绳，夏夜黄昏，家家户户用以点烟驱蚊，后来人们专门发明了庙堂用的签香，文人用的线香，驱蚊用的蚊香。

《庄子》有"越人熏之艾"，《离骚》有"户服艾以盈要兮，谓幽兰其不可佩"，《肘后备急方》有"断瘟疫病令不相染，密以艾灸病人床四角"。当人们某个部位疼痛不适时，也会用火烤灼以求舒适，"火烧"随之成了当时的一种疗法。这便是灸的起源。

若逢大疫之年，得给空气消消毒，曰"熏百鬼"。白芷、菖蒲等至今仍然是中医中重要的空气消毒药物。宋张杲《医说》引《集验方》载："每每外出，用雄黄桐子大，在火中烧烟燕脚绷、草履、领袖间，以消毒灭菌，防止疫菌通过衣物的接触而传染。"明代薛己曾用黄芪、川芎、当归大锅水煎，药气充满产室进行空气消毒，以防止产妇感染。《本草纲目》等书中多处记载，谓凡疫气流传，可于房内用苍术、艾叶、白芷、丁香、硫黄等药焚烧以进行空气消毒辟秽。

精明的炼丹家们把"五金"（金银铜铁锡）和"八石"（朱砂、雄黄、云母、空青、硫黄、戎盐、硝石、雌黄）有效结合，达到"飞八石，转九丹，治黄白"的目的，还放飞自我搞出了火药。由于火药的热属性，《本草纲目》就把其当成是治癣、杀虫、

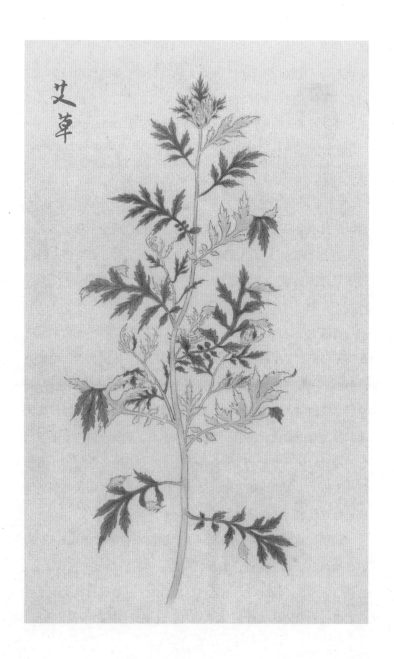

艾草

辟湿驱邪的良方。如今依旧有很多偏方把火药当成是消毒的药引子，就连美国大片中也有中弹后的好汉，往伤口撒一把火药烧了消毒。

古代武侠小说和电视剧中，金疮药一直扮演着神奇的角色，几乎能瞬间止血，这是智慧与药理兼修的草根医学。像一种名为"百草霜"的金疮药，它是通过燃烧杂草、收集灰料制作而成。这种草灰具有出色的止血效果，容易制作且成本低廉，成为古代穷人的救命良药。另有一种非常流行的金疮药是清朝的刀尖药，据说是手艺不精的剃头匠的必备良药，可惜如今已失传。

古统称这种烟熏火燎的方子为"氤氲法"。在楚辞《卜居》中，"氤氲"表示了厚重、凝聚的气息，"浸润蒸腾，氤氲不散"，展示人和自然之间玄妙的关系。

就连那麦秸秆，都可"烧灰淋汁取碱熬干"，李时珍说"能烂痈疽，蚀恶肉，去靥痣，最良"。还有那"噎食"时候，以"荞麦秸烧灰淋汁，煎取白霜一钱，硼砂一钱"并下酒，就能治了。后来，人们夏烧麦秸，秋烧稻草，不夏不秋扫树叶、割荆棘，今天，焚烧这些东西成了不爱护环境的行为。

氤氲、燃烧、青烟、蒸熏，听起来就非常松弛。古代人生活是茅草屋子，食不果腹，衣不蔽体，外表又黑又脏，一脑袋虱子，难得洗洗澡、喝喝酒、吹吹牛。今天的我们干净无比，生活在美颜相机里，住在"无菌鸽子笼"里。

今天我们动辄所说的少吃烟熏、油炸、烧烤食品，不知道说的是烟和熏的问题，还是化学制剂和胡吃海喝的问题。想当年，人类不就是突然吃到了一块烧焦的肉，才惊呼美味，就此摆脱了茹毛饮血吗？

我们明明都从烟熏火燎中走来。

毒来毒往

　　"大郎，起来吃药了。"人们通过施耐庵《水浒传》的这句话，给潘金莲戴上了"毒妇"的帽子，曰最毒妇人心。

　　在明朝，用毒药已经不是什么新鲜事。上文讲到火药，在明朝，火药还有另外一种非常重要的属性——毒，明代火药堪称毒火双修。简单来说，就是在火药内配伍了诸多的有毒物质，其效果五花八门，由此创制了诸多武器类型。当时军事著作《武备志》描述实战曰，"破阵用之，贼闻其气，昏眩卧倒，又燎皮肉"，更厉害的还能使敌人"寸肠立断、碎心肝。顺风送入贼营去，百万贼兵一阵空。不用干戈并汗马，夺取凌烟第一功"。

　　朱元璋始创的锦衣卫有十八酷刑之称，其中有一种叫"灌毒药"，程序烦琐，残酷异常。锦衣卫们先给犯人喂下一种毒药，当犯人剧烈疼痛快死掉的时候，他们会适时给其喂上解药。

吃了解药后犯人有所缓解，接着再给其喂下另一种毒药，快不行的时候会又一次被解毒。如此循环"喂药—解毒—喂药—再解"模式，让人不认罪都不行，诸多犯人最后因为生不如死遂签字画押。

《水浒传》中潘金莲给武大郎用的则是砒霜。砒霜是经过砒石提纯的三氧化二砷，为白色霜状粉末，顾名思义则称砒霜。其最早见于晋葛洪的《肘后备急方》中提到的"砒霜二分，光明砂半分，雄黄一分"，这时候，砒霜是用来治疗疟疾的药方。不过后来人们发现砒霜有剧毒，并且砒霜溶于水后无色无味，毒性强烈，服毒后立即身死，无药可治。因而逐渐被用来下毒，成为杀人于无形的剧毒药物。从宋明以后直到近代，砒霜一直是民间下毒的首选毒药，直到当代被新型农药所替代。

中国民间毒药非常多，除了砒霜、断肠草、番木鳖、毒箭木、鹤顶红、七星海棠、夹竹桃等都是常见的材料，它们化身成各种更为神秘莫测的方子。

"神农尝百草，一日而遇七十毒"，《神农百草经》里这句话在后人看来，是要命的事。然而，这里"毒"的内涵不同于现代意义上的"毒"。

中古以前，药、毒不分。在我国甲骨文中，尚未发现"毒"字，其在金文、陶文中有所发现，在大篆中基本定型，在隶书和楷书中定为今字。定型后，古籍中"毒"的写法都是上"主"下"毋"，和"母"并没有任何关系。可见人们最初创造"毒"

字的时候，并没有将它和"母"联系在一起，更遑论"最毒妇人心"。

《道德经》里有一段话，讲述道与德之关系，说"道之尊，德之贵，夫莫之命常自然。故道生之，德畜之；长之育之；亭之毒之；养之覆之"。这里的"毒"和长、育、亭、覆是近义，都表养育之义。"毒药"作为一词，最早见于《周礼》，"医师掌医之政令，聚毒药以供医事"。可见，毒药一开始是作为治疗疾病的物品叙述而出现的，"毒药"是药物的统称。

后来，许慎在《说文解字》里一锤定音，对后世影响极大。《说文解字》中曰"毒，厚也。害人之草，往往而生"。虽然"害人"，但其还是在植物的范畴。基于这种定论，在医书文本中，人们加以论述，"毒"是药的一种偏性。如东汉《神农本草经》将"毒"作为药物三品分类的基本依据，无毒药物为上品，用以养命；多毒药物为下品，用以治病。如《诸病源候论》中"凡药云有毒及大毒者，皆能变乱，于人为害，亦能杀人"，说这种药，有种特殊性，这种特殊性很厉害，叫"毒"。这个时候，它的内涵还是偏向"猛烈"，而非当代意义上的毒药。

有当今西医讲到古代中药不专门著述其副作用，其实我们不必苛求西医的规制，而换一种角度来看。五世纪末陶弘景在《本草经集注》中对"毒"有进一步的阐述，其对《神农本草经》多有扩充和改动，将药物的种类增加了一倍，从365种增加到730种并且明确定义了每种药有毒无毒。到《本草纲目》时，李时珍有意将47类毒草单独列出，并全面注解了其毒性以及历代的认识。

西汉《淮南子》中有句话，仔细琢磨，令人醍醐灌顶："天下之物，莫凶于鸡毒。然而良医橐而藏之，有所用也。"鸡毒即乌头，这种东西，好的医生去使用，就能治病，他强调了毒药的正面含义，也就是古人的"毒"观——用于治病的毒，也是好毒。

我们传统文化中，"毒"和"药"的边界，就是这么不明晰。顾炎武在非医学文本《日知录》里说："古之时庸医杀人。今之时庸医不杀人，亦不活人，使其人在不死不活之间……多则专，专则其效速；倍则厚，厚则其力深。今之用药者，大抵杂泛而均停，既见之不明，而又治之不勇，病所以不能愈也。"顾炎武批判了当时的医者不敢、不会用毒药的现象，也道明缓药与毒药之间此消彼长的关系。

"大郎，起来吃药了。"潘金莲熬的那一碗，是药也是毒。不过明清以后，"毒"的概念日渐被"纯化"，那一碗汤药，带有强烈的负面含义，彰显出了中古时代药毒分离的萌芽。

此外，潘金莲也只是"最毒妇人心"躺枪的一枚符号。历史上真有潘金莲，据说为贝州知州家的千金小姐，相传她择嫁给武植，成了贤内助，武植越发勤奋而终于进士及第。人家夫妻俩恩爱得很，生有四子，白头偕老。

药
户

1988 年，我和另外三名新华社记者，奉新华社总社之命，开始了中国户籍制度的调查。在历时两个月，跑了大半个中国后，在新华社国内动态清样上发了三篇内参，还准备在公开的刊物上再发表一些文章。彼时突然接到调令让我去新华社深圳支社工作，忙于其他的新闻采写工作，关于户口的长篇调查报告也就此搁笔。但自此以后，我像得了一块心病，只要公开的和内部的刊物、报纸、文件，凡涉及户籍问题的，我都顺手收集起来。15年后的 2003 年，整理为《中国第一证件——中国户籍制度调查手稿》在广东人民出版社出版。又是两年后的 2005 年，首届国家图书馆"文津图书奖"揭晓，这本书入选为 39 种推荐书目之一。

户籍制度最早产生于何时，现尚无实据。据传上古之时，禹划天下为九州就有了户籍制度的萌芽，它最初只是用来作为统计人口、征发兵役的一种手段："禹平水土，还为九州……四千三百五十五万三千九百二十三人……"到了春秋战国，户籍又与兵籍、赋籍、地籍联结在一起，以作为征收赋税，征发徭役、兵役的依据。把户籍制度军事化，作为控制人口流动、防止社会动乱的手段，则始于秦国商鞅的"什伍连坐法"："民五家为保，十家为连。一家有罪，如不举发，则十家连坐。"此后改朝换代，户籍制度虽有所变更，但其主要内容大同小异。新中国成立后的户籍制度，与高度集中统一的计划经济联系在一起，就更增加了人们对户口的依附关系。

中国的户籍制度源远流长。户籍即登记居民户口的册籍，现通称户口簿，是人口普查的重要工具。它是历代政府加强人口管理、统计人口数字的一项基础性工作，由于政权性质不同，其功能和作用随之迥异。

有时候我在瞎想，我是个什么户？作为二十世纪七十年代参加高考后随工作迁入迁出的我算是"城市户"，作为从城市跑到农村、从旗县跑到嘎查的老记者我算是"流窜户"，作为爱码字的退休老头我算是"闲户"，之后回归大自然我就成了"野户"。此刻写百草、说本草，我想到"药户"。

药户，宋时从事药材生产和采集的专业户。宋代户籍制度中，除了以有无田产和是否交纳两税来划分出主户和客户以外，由于商品经济的高度发展，出现了很多新兴的职业和身份，为了方便管理这些日益复杂的户别，宋政府由此还单独设立了多种"特殊户"。

这"特殊户"，又分为形式户、女户、杂户、僧道户、礼乐户等。这"形式户"就是没有封建特权的一般地主及自耕农，把"势力"的"势"换成"形式"的"式"，顾名思义；"女户"就是没有丈夫和儿子的活着时候的户，死后就成了"绝户"；这"杂户"，就是搞纺织的机户、搞矿山和冶炼的坑冶户、搞蔗糖生产的糖霜户、搞粮食加工的磨户、搞内河运输的船户、搞外洋商贸的舶户、守墓的墓户，以及搞药材的"药户"等等。

上古时期的采药、制药、用药和药学，到了隋唐时期逐渐下沉而在民间集市兴起，到了宋代则更是兴盛，药材的栽培、加工、销售、运输也在民间盛行。药户的出现不仅是个户籍问题，而且是个产业链问题，它让药真正成为"药业"，生药、成药、熟药、丸散、药品这些术语进入寻常百姓家，并催生了初代行业组织。《梦粱录》中有提到售药和管理机构说，"总领所惠民局，在正厅东廊，置五铺发卖。一在本所衙门东南，一在太平桥南……都统司惠民局，在都统衙内，桥亭东置二铺发卖。一在天津桥南，一在太平桥南"。

药户是杂户，在前朝尤其是南北朝，杂户身份低于平民，仅高于奴隶，《旧唐书》云"（官奴婢）一免为蕃户，再免为杂户，三免为良人"。而宋代的杂户，其社会地位较前代有所提高。人有云，"弱宋不弱，强在药材"，从药材行业的繁荣可见宋代官方的开明，可见"药户"之户并非被剥削之户、被奴役之户，而是熙熙攘攘之户，是人财兴旺之户。

历代统治者总是将户口多寡作为国力盛衰与社会治安的标志，对户口的增减极为重视。但是，建立在自然分散的个体小农经济基础之上的封建政权，其户口统计只是出于征调赋役的需要，并非着眼于考察人口特征。有"药户"的宋代，几乎是有了帝王后的信史上户籍最宽松的时期，那时候的流动人口不叫"盲流子"，不叫"农民工"，而是叫"浮客"，即浮动的客人。

一户而已，无非一茶一饭，一居所一家庭。一户而已，却像挂在历史上空的幽灵，从吃喝住穿到婚丧嫁娶，从职业选择到职业流动，成为决定人尊卑贵贱、身份等级的"第一证件"。